Antonie Danz

Wie bewusste Ernährung Ihren Geist beeinflusst

Durch richtiges Essen
zu mehr Liebe, Selbstvertrauen
und Achtsamkeit

Verlag Via Nova

1. Auflage 2010

Verlag Via Nova, Alte Landstr. 12, 36100 Petersberg

Telefon: (06 61) 6 29 73

Fax: (06 61) 96 79 560

E-Mail: info@verlag-vianova.de

Internet: www.verlag-vianova.de / www.transpersonale.de

Umschlaggestaltung: Guter Punkt, München

Satz: Sebastian Carl

Druck und Verarbeitung: Fuldaer Verlagsanstalt, 36037 Fulda

ISBN 978-3-86616-158-0

Danksagung

Für die achtsame und wertvolle Unterstützung während der Entstehung dieses Buches danke ich von Herzen:
Susanne Lamche, Iris Kiefer, Viola Gabor,
Maria Nagy und Rosemarie Lindner.

Für
mehr Liebe,
Verbundenheit,
Wertschätzung,
Vertrauen und
Achtsamkeit
unter uns

Inhalt

Vorwort

Die 5 Prinzipien

In einer sich immer schneller wandelnden Zeit erscheint eine Besinnung auf die wesentlichen Dinge im Leben unabdingbar. Wir leben in großen Veränderungsprozessen, die vielen in ihrer eigentlichen, letztlichen Dimension noch gar nicht bewusst sind. Wir alle haben dafür Sorge zu tragen, dass dieses Leben hier auf der Erde ein glückliches und alle Menschen und Tiere sowie Pflanzen nährendes und fortwährendes Leben ist. Wir alle haben unser Ein-Verständnis gegeben, dieses Leben hier auf der Erde mit Freude und Wohlgefallen zu führen, und es sollte unser größtes Anliegen sein, dies auch in die Tat umzusetzen. Was wir dazu brauchen, ist nicht viel. Es sind die Werte von Verbundenheit, Liebe, Achtsamkeit, Vertrauen und Wertschätzung. Sie führen zu einem Wandel, der unserem Wohlsein dient. Alles, was wir dazu beitragen können, uns auf diese Weise zu mehr Wohlsein zu entwickeln, ist uns bereits von Geburt an mitgegeben. Es ist unser inneres Wissen, das Wissen, das mit dem kosmischen Wissen, dem freien Feld, Gott oder wie auch immer wir es nennen mögen, in Verbindung steht. ‚Es' weiß, auf welche Weise wir uns zu all dem weiterentwickeln können, wonach wir in unserem tiefsten Herzen streben, nach Liebe, unendlicher, kosmischer Liebe, die uns allseits und allezeit umfließt und versorgt.

Wir haben im Bereich der Ernährung verlernt, uns nach diesen inneren Gesetzmäßigkeiten zu richten und uns somit auch über das, was und wie wir essen, zu mehr Liebe hin zu entwickeln. Alles, was wir zu tun haben, ist, zu diesem Wissen zurückzukehren, es zu reaktivieren. Wir können das auf einfache Weise erreichen, indem wir uns über die Nahrung mit dem versorgen, was wir zu diesem kosmischen Wachstumsprozess brauchen. Alles, woran wir unsere Liebe im Hinblick auf die Ernährung binden, muss neu ausgerichtet und wieder fühlbar erlebt werden. Alles, worauf wir uns bislang vom Verstand her in unserer Ernährungsweise ausgerichtet haben, sollte neu ergründet werden. Wir erfinden dabei, wie gesagt, nichts Neues, sondern folgen alten Wegen und finden so wieder Zugang zu dem, was in uns allen wohnt: das innere Wissen, das wir auch kosmisches Wissen nennen können, da sich beides vollkommen entspricht, denn alles ist EINS.

Einführung

Bewusstsein ist „Mitwissen"

Unsere geistige Realität ist dort, wo wir mit unseren Gedanken sind, und aus dieser geistigen Realität kann mit der Zeit manifeste Realität werden. So manifestiert sich ein wiederholt gedachter Gedanke letztlich irgendwann, da wir das, worauf wir unsere Aufmerksamkeit lenken, in unser Leben ziehen. Wir ziehen die Dinge, die Menschen und die Erlebnisse in unser Leben, die unseren Gedanken entsprechen, denn Gleiches zieht Gleiches an. Das ist ein kosmisches Gesetz, das Gesetz der Anziehung. Dieses Gesetz hat Gültigkeit, egal, ob wir unsere Gedanken auf etwas ausrichten, was wir uns wünschen, wie z.B. Gesundheit, oder auf etwas, was wir uns ***nicht*** wünschen, wie beispielsweise Krankheit. Alles, was ausreichend Aufmerksamkeit durch unsere Gedanken und damit Energie erhält, verwirklicht sich mit der Zeit. Und da das Universum keine Verneinung kennt, verwirklicht sich auch die Krankheit, auf die wir unsere Aufmerksamkeit richten, indem wir ihr vorbeugen wollen, sie ***nicht*** wollen. Wir erschaffen also mit unseren Gedanken Realität.

Nehmen Sie sich ein paar Minuten Zeit und denken Sie über einige Ereignisse in Ihrem bisherigen Leben und die Gedanken nach, die Sie dazu hatten.

Mit großer Wahrscheinlichkeit stellen Sie fest, dass dieses Gesetz wahr ist.

Im Hinblick auf die Ernährung ist es daher für unser Befinden, unser Sein entscheidend, was wir bei der Auswahl, der Zubereitung und der Aufnahme von Nahrung denken. Alle Gedanken, die mit Gefühlen des Wohlseins verbunden sind, wie solche zu Kraft, Vitalität und Freude, werden uns Wohlsein bringen. Alle Gedanken, die mit Gefühlen des Unwohlseins verbunden sind, wie solche zu Krebs, Übergewicht und Fettleibigkeit, werden uns Unwohlsein bringen.

Daher ist es von Vorteil, nur solche Gedanken auszuwählen, die uns mit Gefühlen des Wohlseins erfüllen. Damit haben wir die Gewähr, uns immer das zu erschaffen, was wir uns wünschen: Kraft, Vitalität, Freude usw..

In den Medien, in denen über eine gesunde Ernährung aufgeklärt wird, wird insbesondere die Vorbeugung von Erkrankungen und Übergewicht in den Vordergrund gestellt. Das lenkt jedoch unsere Aufmerksamkeit und damit unsere Gedankenenergie auf Negatives, auf potentielle Erkrankungen, auf Übergewicht und auf Mangel (Vitamine, Mineralstoffe etc.).

Eine solche Ausrichtung der Aufmerksamkeit auf die Verknüpfung zwischen Ernährung und Krankheit bringt unwillkürlich negative Gefühle mit sich. Gefühle wie Unsicherheit, etwas falsch zu machen, potentielle Schuldgefühle, etwas falsch gemacht zu haben, und Angst, für das falsche Verhalten bestraft zu werden.

Freude, Liebe, Vertrauen und Wertschätzung sind hingegen eher seltene Botschaften der Einrichtungen, die aufklärend tätig sind. So wird Ernährung immer weniger mit wahrer Freude am Essen und Vertrauen in die Lebensmittel assoziiert, ganz zu schweigen von der kaum noch vorhandenen Wertschätzung der Nahrung.

Wenn wir unsere Aufmerksamkeit wieder mehr auf solche Gedanken ausrichten, die mit Gefühlen des Wohlseins einhergehen, sind wir auf dem besten Wege, uns bewusst das zu erschaffen, was wir uns wünschen, auch im Hinblick auf unsere Ernährung.

Die nachfolgend beschriebenen fünf Prinzipien des Nährungszyklus des Wohlseins – Vertrauen, Achtsamkeit, Liebe, Verbundenheit, Wertschätzung – lenken unsere Aufmerksamkeit in allen Lebensbereichen, so auch in der Ernährung, auf Wohlsein und sorgen auf diese Weise für das Erschaffen von Wohlsein.

Ein aufmerksames Lesen und die Durchführung der Übungen der einzelnen Kapitel aktivieren auf einfache Weise die Inhalte der Prinzipien in unserer Ernährungsweise und damit auch in allen anderen Bereichen des Lebens, in unserer Partnerschaft, unseren Freundschaften, unserer Familie, unserem beruflichen Kontext usw..

Indem wir uns im Rahmen unserer Ernährung auf die Gefühle von Wohlsein wie Vertrauen, Liebe und Fülle ausrichten, statt auf Angst, Frustration und Mangel, kommt folglich auch immer mehr Wohlsein in unser Leben. Auf diese Weise fügen wir letztlich auch dem Leben anderer und dem ganzen Universum mehr Wohlsein zu.

Die fünf Prinzipien

1. Liebe

Wir erklären die Absicht, uns durch die Nahrung Liebe und Freude zuzuführen und unsere Ernährungsweise von dieser Absicht leiten zu lassen.

2. Achtsamkeit

Wir lenken bei der Auswahl, der Zubereitung und der Aufnahme von Nahrungsmitteln unsere ganze Aufmerksamkeit auf das, was wir tun, denken und fühlen.

3. Wertschätzung

Wir nehmen unsere Ernährungsweise – ohne zu urteilen – so an, wie sie momentan ist, und richten den Blick auf die Fülle der Dinge, die uns die Nahrung schenkt.

4. Verbundenheit
Wir wählen das an Nahrung aus, was uns Wohlsein bereitet, und gehen eine tiefe, fürsorgliche Verbundenheit mit uns selbst, der Nahrung und den Menschen, die uns nähren, ein.

5. Vertrauen
Wir richten unseren Blick auf die Verbundenheit und das Einssein mit dem, was wir essen, und rücken das unmittelbare (Ess)Erleben, dass uns das Leben nährt, in den Fokus.

1. Kapitel
Liebe

„Um zu sein, was wir tun, brauchen
wir eine andere Aufmerksamkeit,
eine andere Intensität, eine andere
Versenkung in das, was wir ungeteilt,
ganzheitlich tun.
Und doch kennen wir
den seltenen Zustand,
in dem Sein und Handeln
eins werden."[1]

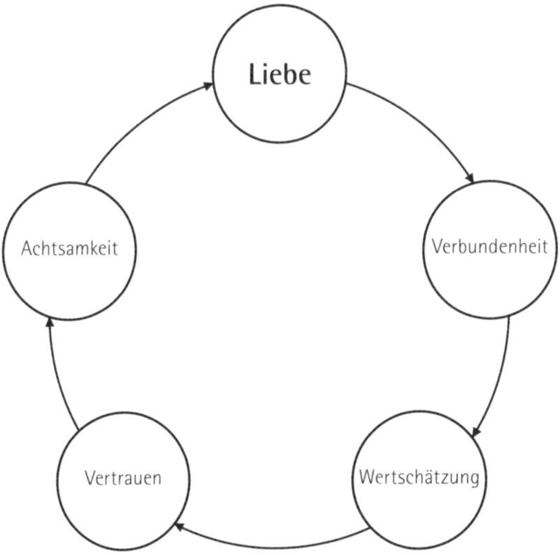

ABBILDUNG: NÄHRUNGSZYKLUS

Liebe nährt Verbundenheit
Achtsamkeit nährt Liebe

1 D. Sölle, Mystik und Widerstand, S. 46

Liebe geht durch den Magen

Alle Tätigkeiten, die unsere Ernährung betreffen, wie das Einkaufen der Lebensmittel, deren Zubereitung und das Essen selbst, in Liebe zu verrichten, bedeutet, sie mühelos und in Freude zu tun. Gemäß einer alten Weisheit aus der Traditionellen Chinesischen Medizin (TCM) fließt die Energie des Kochs in das Essen ein. Kochen wir demnach mit Liebe und Freude, dann wird das Essen voller Liebe und Freude sein, uns wertvolle Energien liefern und besonders gut schmecken. Dieser Zusammenhang drückt sich auch in dem Wissen des Volksmunds aus: „Liebe geht durch den Magen". Wenn alle Handlungen rund um das Essen von Liebe motiviert sind, dann vermehren sich die Liebe und die Freude in unserem Leben. Wenn wir hingegen mit dem, was wir essen, Kontrolle auszuüben versuchen, beispielsweise um unsere Angst vor Krebs unter Kontrolle zu halten oder um unser Körpergewicht zu reduzieren, dann verschwenden wir unsere Kräfte. Durch Kontrolle erhalten wir keine nährende Energie. Daher führt ein derart motiviertes Essverhalten auch häufig zu Frustration und Misserfolg.

Viele unerwünschte Verhaltensweisen haben ihren Ursprung in einem Mangel an Selbstliebe und Selbstwert. Wenn wir uns nicht selbst lieben und folglich unsere inneren Wünsche nicht wertschätzen, dann neigen wir dazu, den Vorgaben und Empfehlungen derer zu folgen, die es vermeintlich besser wissen oder besser machen als wir. Wir folgen blind den Ratschlägen von Fachkräften oder von FreundInnen oder richten uns nach den Tipps aus Zeitschriften. Wir mühen uns beispielsweise damit ab, abends ‚nur' einen Salat und einen Joghurt zu essen, um damit das Gewicht zu halten, obwohl unser inneres Gefühl nach etwas anderem verlangt.

Stellen Sie sich zur Verdeutlichung der Wirkung von Gedanken die zwei folgenden Situationen nacheinander vor: In der ersten Situation essen Sie aus der Absicht heraus, sich mit dem Essen Liebe und Freude zuzuführen. In der zweiten Situation essen Sie, um nicht an Gewicht zuzunehmen und den Cholesterinspiegel auf dem Normalwert zu halten.

Welche Gefühle sind mit der Absicht und den Gedanken im ersten Fall und welche im zweiten Fall verbunden?

Lassen Sie sich jeweils 2 – 3 Minuten Zeit, um sich ganz in die jeweilige Situation hineinzufühlen. Schreiben Sie dann die Gefühle auf, die Sie mit der jeweiligen Situation verbinden.

Bereits anhand dieser kleinen Übung wird die Kraft unserer Gedanken während des Essens auf unsere Befindlichkeit deutlich.

Essen wir mit Liebe und aus Liebe zu uns selbst, dann führen wir uns die größte Kraft im Kosmos – die Liebe – über die Nahrung zu. Jeder Gedanke der Liebe erhöht dabei die Energie.

Im ursprünglichen Sinne essen wir aus Liebe zu uns und nicht, um abzunehmen oder einer Krankheit vorzubeugen.

Wir erhalten die Nahrung von der Natur bedingungslos, aus Liebe.

Mit jedem Gedanken, uns mit dem, was wir essen, Liebe zuzuführen, nehmen wir tatsächlich diese Liebes-Energie in uns auf. Der Glaube an diese Zusammenhänge muss, wie bei allen Dingen, selbstverständlich vorhanden sein. Wir müssen es wahrhaft so erleben. Ein bloßes Lippenbekenntnis wirkt daher nicht. Es kann immer nur das eintreten, was in unserem Bewusstsein bereits vorhanden ist.

Wenn wir bei allen Dingen, auch bei der Ernährung, unserem Herzen folgen, dann tun wir das, was der Weisheit unseres Körpers entspricht, und somit genau das, was uns gut tut. Damit ist nicht gemeint, an der Oberfläche liegenden Gelüsten nachzugehen. Schokolade gegen Frustration oder Chips zur besseren Unterhaltung vor dem Fernseher zu essen hat selten etwas mit dem zu tun, was wir tatsächlich brauchen und was uns gut tut. Vielmehr ist dies Ausdruck von sozial geprägten Verhaltensmustern und individuellen Konditionierungen, die einem Gefühl von Mangel entspringen. Hinter Gefühlen von Mangel steht Angst. Auch Wut, Ärger und Schuldgefühle sowie Sorgen über unser Ernährungsverhalten entstehen letztlich aus dem Gefühl von Mangel und damit aus Angst. Die Wut und der Ärger über sich selbst, es immer noch nicht geschafft zu haben, weniger Süßigkeiten zu essen, um zwei Kilogramm abzunehmen. Die Schuldgefühle, sich nicht unter Kontrolle zu haben und immer noch zu viel zu essen. Die Sorge, immer noch nicht genug Obst und Gemüse zu essen. Die damit einhergehende Angst entsteht dabei nicht aufgrund des gegenwärtigen Geschehens. Sie resultiert nur aus der Vorstellung eines in der Zukunft erwarteten Gefühls von Mangel, von Schmerz, von Ungewolltem. Die Vorstellung von Fettpolstern und Übergewicht, von Attraktivitätsverlust und von ernährungsmitbedingten Erkrankungen.

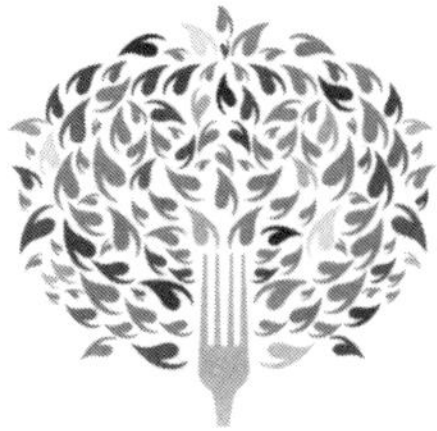

Die Liebe nimmt zu, wenn wir unseren Fokus von Negativem abziehen

Zur Sensibilisierung für den in dieser Überschrift benannten Zusammenhang sind die beiden nachfolgenden Übungen gedacht.

Übung: **Ich esse Liebe**

Sagen Sie sich beim Essen Folgendes gedanklich vor: „Ich esse Liebe" und achten Sie auf Ihre Gefühle, die sich dabei einstellen. Betrachten Sie den Unterschied zu vorherigen Situationen, bei denen Sie während des Essens nichts dergleichen gedacht haben. Sie können sich beim Essen gedanklich auch fortwährend sagen „ich esse Angst" oder „ich esse Schwere" oder „ich esse zu viel Fett" oder „ich esse zu viel Zucker", um den Unterschied in den Gefühlen zu dem Satz „ich esse Liebe" deutlich(er) zu spüren.

Übung: **Drei Minuten Lob**

Konzentrieren Sie sich drei Minuten lang auf positive Eigenschaften Ihres Ernährungsverhaltens und auf positive Erlebnisse, die Sie während des Essens in der Vergangenheit hatten. Setzen Sie sich dazu still hin und schließen Sie die Augen. Loben Sie sich für all die positiven Verhaltensweisen. Sie können sich ruhig mehrmals für dieselbe Sache loben. Nach diesen drei Minuten nehmen Sie Ihre Gefühle wahr. Wie geht es Ihnen? Wie fühlen Sie sich nach diesen drei Minuten im Vergleich zu vorher? Mit großer Wahrscheinlichkeit besser. Wiederholen Sie diese Übung täglich.

Die Liebe nimmt zu, wenn wir unseren Fokus von Negativem abziehen. Wir sollten uns daher nicht verurteilen, wenn wir einmal ‚gesündigt' haben, oder glauben, zu viel gegessen oder uns ‚schlecht' ernährt zu haben.

Wenn wir uns hingegen insbesondere auf Dinge in unserem Essverhalten konzentrieren, die uns nicht gefallen und die wir mit Wut, Ärger und Verzweiflung verbinden, dann werden sich vermehrt negative Gefühle wie Unzufriedenheit und Frustration durch das Essen einstellen. Durch Kritik verändern wir unser kritisiertes Verhalten nicht. Das kritisierte Verhalten verstärkt sich hingegen. Das heißt, das Ernährungsverhalten, das wir kritisieren, nimmt zu.

Jeder Zweifel lässt Raum für Kritik, und Kritik vermindert zudem unser Gewahrsein für das, was wir an unserem Ernährungsverhalten bereits gut finden.

Wir sollten uns auch nicht mit anderen vergleichen, denn das bestärkt nur unser Urteilen, da es unsere Aufmerksamkeit auf das Urteilen und Verurteilen lenkt. Gedanken des Urteilens wie beispielsweise „Die schafft es, sich so zu disziplinieren, nur *ein* Stück Kuchen zu essen“ bringen uns nicht weiter. Für das Erreichen von Wohlsein in unserer Ernährungsweise ist es von Vorteil, das Vergleichen aufzugeben und uns so anzunehmen, wie wir sind. Wir bleiben einfach konsequent mit unserer Aufmerksamkeit bei uns und konzentrieren uns auf das Positive, auf die Fülle der Aspekte in unserem Ernährungsverhalten, mit denen wir bereits zufrieden sind.

Indem wir uns für das loben, was wir an unserem Verhalten gut finden, verstärken wir das Gewahrsein für die positiven Dinge. Wenn unser innerer Bezugspunkt Wohlsein ist, dann wird sich unser Essverhalten immer positiver entwickeln.

Durch Lob wächst das Gute. Das heißt, das Verhalten, das wir loben, wird zunehmen. Jedes Lob bringt uns damit dem näher, was wir loben, dem Ernährungsverhalten, mit dem wir uns wohlfühlen.

Wege, die Freude in unserem Leben zu vermehren

Sollten Sie sich wieder einmal in Gedanken kritisiert haben, dann schicken Sie gleich ein dickes Lob hinterher, um die Kritik zu neutralisieren. Das Gleiche gilt, wenn Ihr Ernährungsverhalten von jemand anderem kritisiert worden ist.

Loben Sie sich daraufhin selbst. Stellen Sie sich dazu ein entsprechendes Bild einer als positiv erlebten oder kreierten Essenssituation vor. Vertrauen Sie (5. Prinzip) auf Ihre Kräfte und Fähigkeiten und lassen Sie keinen Raum für Zweifel und mögliche Kritik aufkommen.

In den Fällen, in denen es Ihnen schwerfallen sollte, die als negativ erlebten Verhaltensweisen loszulassen, und Ihnen dazu immer wieder Bilder in den Sinn kommen, dann denken Sie einfach an etwas ganz anderes. Denken Sie an etwas, was Sie mit Gefühlen des Wohlseins verbinden.

Alternativ können Sie auch die folgende Übung wirkungsvoll anwenden.

Nehmen Sie sich ausreichend Zeit und Ruhe für die folgende Übung.

Eine Quelle der Kraft aufbauen:

Stellen Sie sich eine Situation aus der Vergangenheit vor, die Sie mit Kraft erfüllt hat, beispielsweise ein Spaziergang am Meer, der Blick von einem Berggipfel ins Tal, ein Moment, in dem Sie eine Auszeichnung erhielten, oder irgendeine andere Begebenheit. Fühlen Sie sich achtsam und mit allen Sinnen in diese Situation hinein.

Welches Bild sehen Sie genau vor Ihren Augen? Wer und was ist in dem Bild enthalten? Ist das Bild farbig und wenn ja, welche Farben hat es? Wo genau vor Ihrem geistigen Auge sehen Sie das Bild (oben, unten, links, rechts, mittig)? Ist das Bild hell oder dunkel?

Hören Sie etwas, ein Geräusch, eine Stimme, Musik oder andere Laute? Wie ist das Geräusch? Laut, leise, in hohem oder niedrigem Ton? Aus welcher Richtung kommt das Geräusch?

Fühlen Sie etwas? Wenn ja, wo genau im Körper und wie fühlt es sich an? Ist es warm oder kalt? Bewegt sich das Empfinden im Körper oder bleibt es an einer Stelle oder erstreckt sich das Empfinden über den gesamten Körper?

Schmecken Sie etwas und wenn ja, wie ist der Geschmack? Süß, sauer, bitter, salzig? Wo genau im Mund erleben Sie den Geschmack?

Riechen Sie etwas und wenn ja, was genau riechen Sie? Wie riecht das, was Sie riechen? Aus welcher Richtung kommt der Geruch?

Wenn Sie das Bild mit allen Sinneseindrücken erfasst haben, dann stellen Sie sich das, was Sie sehen, hören, fühlen, riechen und schmecken, so intensiv vor wie möglich. Auf dem Höhepunkt der Gefühlsempfindung ankern Sie diesen Zustand an einer Stelle Ihres Körpers (Körperstelle drücken), die Ihnen angenehm ist und die Sie nicht unmittelbar mit einer anderen Sache verbinden, beispielsweise am kleinen Finger der linken Hand oder an einem Ihrer Ellbogen.

Dann stellen Sie sich eine Situation vor, in der Sie sich mit Ihrem Ernährungsverhalten unwohl gefühlt haben und die Sie in ähnlicher Weise immer wieder erleben, ohne dass Sie bislang etwas Wirksames dagegen tun konnten. Sie essen beispielsweise zu viel, wenn Sie mit anderen zusammen essen, und Sie vergessen zu essen, wenn Sie ein hohes Arbeitspensum haben. Oder aber Sie essen mehr, als Ihnen gut tut, wenn Sie alleine essen, und essen weniger, als Ihr Bedarf ist, wenn Sie mit anderen essen.

Stellen Sie sich nun vor, Sie sitzen im Theater und auf der Bühne wird diese Situation als Stück aufgeführt. Wie sieht das Bühnenbild aus? Wie agieren die Schauspieler? Was macht es aus, dass die Schauspieler das Stück so überzeugend darstellen?

Dann stellen Sie sich vor, der Vorhang schließt sich, es ist Pause und Sie stehen auf und gehen in das Foyer. Während der Pause agiert Ihre Kraftquelle als Regisseur und schreibt das Stück neu. Sie können die Kraftquelle aktivieren, indem Sie die

Stelle drücken, an der Sie die Situation der Kraftquelle geankert haben.

Machen Sie sich keine weiteren Gedanken darum, wie das neue Stück aussehen könnte, sondern überlassen Sie es dem Regisseur, Ihrer Kraftquelle, das Stück neu zu schreiben, und genießen Sie Ihre Pause.

Die Pause ist nun zu Ende und Sie setzen sich wieder auf Ihren Platz. Der Vorhang geht auf. Jetzt läuft das neue Stück. Was ist jetzt neu? Wie verhalten sich die Schauspieler? Was läuft anders ab als vorher?

Wenn Sie das neue Stück ausreichend wahrgenommen haben, stellen Sie sich vor, auf die Bühne zu gehen und in die Person einzusteigen, die Ihre Rolle spielt. Sie sind nun die Person, die Ihre Rolle gespielt hat.

Begeben Sie sich nun voll und ganz in die Situation hinein und agieren Sie assoziiert in der neuen Situation.

Was ist nun anders, wenn Sie an die ursprüngliche Situation denken, in der Sie sich mit Ihrem Ernährungsverhalten unwohl gefühlt haben? Wie fühlen Sie sich jetzt damit?

Achtsamkeit, im Hier und Jetzt sein, ist wiederum eine grundlegende Voraussetzung dafür, die allseits vorhandene Liebe und die damit verbundene Freude wahrzunehmen.

Auf die Ernährung übertragen bedeutet das, durch eine achtsame Ernährungsweise eine wichtige Grundlage zu schaffen, um uns mit Liebe und Freude zu ernähren. Entspringt unsere Essensmotivation hingegen dem Gefühl der Angst, z.B. der Angst vor einer Krankheit oder vor Gewichtszunahme, dann entgleiten wir mit unseren Gedanken aus der Gegenwart. Wir sind gedanklich mit der Vergangenheit oder der Zukunft beschäftigt, damit, uns möglicherweise ‚falsch' verhalten zu haben, und den damit für uns verbundenen Konsequenzen. Fehlende Achtsamkeit verhindert Liebe, die Weisheit unseres Herzens.

2. Kapitel
Achtsamkeit

„Aufmerksamkeit ist eine der
wichtigsten mystischen Tugenden:
Es geht um Hören, Sehen, Riechen,
Ertasten und Wissen,
daß wir nicht allein sind,
sondern in der Mitte von anderem
Leben leben können."[2]

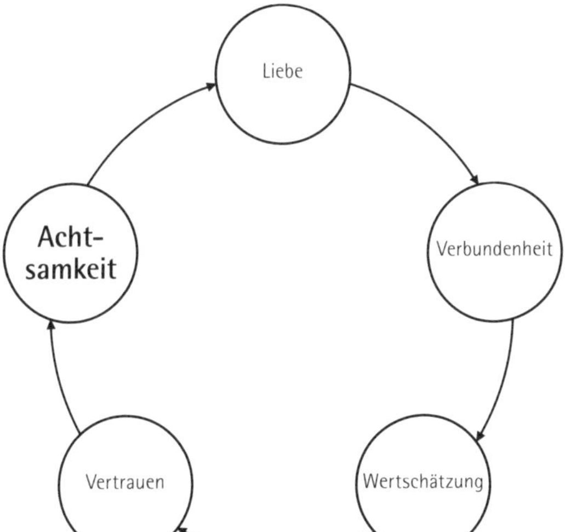

ABBILDUNG: NÄHRUNGSZYKLUS

Achtsamkeit nährt Liebe
Vertrauen nährt Achtsamkeit

---

2 D. Sölle, Mystik und Widerstand, S. 149

Achtsames Essen bringt uns ins ‚Jetzt' und damit in unsere Wirkkraft, Wohlsein zu erschaffen

Wir geben dem, was wir tun, häufig nicht unsere gesamte Aufmerksamkeit, sind nicht ganz bei der Sache (präsent). Auch bei der Nahrungszubereitung und während des Essens ist oft der größte Teil unserer Aufmerksamkeit auf Vergangenes oder Zukünftiges gerichtet. Während wir den Salat putzen, denken wir an die Kollegin, die uns heute mal wieder genervt hat. Wir denken an den wichtigen Termin mit der Chefin in zwei Tagen, während wir den probiotischen Joghurt mit 1% Fett essen. Oder wir träumen, während wir ein Stück Zartbitterschokolade verzehren, von anderen Welten: „Es wäre so schön, im Urlaub auf Hawaii zu sein".

Durch solche Gedanken vermindern wir unsere Aufmerksamkeit für das, was wir gerade tun, für das Essen. Damit geht uns der größte Teil unseres Ess-Erlebnisses verloren und ebenso unsere Fähigkeit zu spüren, welche physische und psychische Wirkung das, was wir essen, auf uns hat.

Nicht zuletzt verringert geistige Abwesenheit beim Essen unsere Handlungsfähigkeit im gegenwärtigen Augenblick. Einflussmöglichkeit und damit Wirkkraft bestehen jedoch nur im Jetzt. Wenn wir mit unseren Gedanken in der Vergangenheit oder in der Zukunft weilen, haben wir nicht die Wirkkraft, das auszuwählen und zu essen, was uns tatsächlich Wohlsein bereitet.

Achtsames Essen bringt uns ins Jetzt und damit in unsere Wirkkraft. Achtsam zu essen bedeutet, mit ganzer Aufmerksamkeit, mit unseren Gedanken und allen Sinnen beim Essen zu sein.

Wir können nicht an etwas nicht denken. Wir können jedoch an etwas anderes denken.

Wohin wir unsere Aufmerksamkeit auch wenden, was unsere Aufmerksamkeit erhält, das wächst, bekommt einen größeren Anteil in unserem Leben, egal, ob es sich dabei um etwas handelt, was uns Wohlsein oder Unwohlsein bereitet.

Dieser Zusammenhang sei anhand von drei einfachen Beispielen näher dargelegt.

Beispiel 1: Sie nehmen sich vor, diesen Sommer kein Eis zu essen. Fortan werden Sie so viele Eis essende Menschen sehen wie nie zuvor. Es kommt ihnen so vor, als würde diesen Sommer besonders viel Eis gegessen. Tatsächlich ist es nur die Ausrichtung Ihrer Aufmerksamkeit, die Sie so viele Eis verzehrende Menschen wahrnehmen lässt.

Beispiel 2: Ihr Arzt ermahnt Sie, mehr Milch zu trinken, um einer Osteoporose vorzubeugen. Als abschreckendes Beispiel zeigt er Ihnen eine Frau mit einem Witwenbuckel. Fortan werden Sie vermehrt Frauen mit Witwenbuckel wahrnehmen. Nicht, weil es vor Ihrem Arztbesuch nur wenige Frauen mit Witwenbuckel gab, sondern, da Sie jetzt Ihre Aufmerksamkeit auf diese Frauen ausrichten.

Beispiel 3: Sie fahren regelmäßig mit der U-Bahn und erleben die Menschen, die Ihnen dort begegnen, mehrheitlich als sehr unfreundlich. Das stellt ein wachsendes Ärgernis für Sie dar. Sie beschließen, sich auf die wenigen freundlichen Menschen, die Sie in der U-Bahn sehen, zu konzentrieren. Seitdem hatten Sie schon viele nette Begegnungen und sind zu einem freudvollen Fahrgast geworden, obwohl es Ihrer Meinung nach viele unfreundliche Menschen in der U-Bahn gibt.

An unseren Gefühlen können wir erkennen, ob wir unsere Aufmerksamkeit auf etwas ausrichten, was wir mit Wohlsein verbinden, oder mit etwas, was in uns Unwohlsein auslöst. So deuten negative Gefühle auf Lebensmittel und ein Ernährungsverhalten hin, die wir mit Unwohlsein verbinden. Im Hinblick auf unser Wohlsein ist es daher sinnvoll, unsere Aufmerksamkeit gezielt auf die Lebensmittel und Ernährungsweise zu richten, die wir mit positiven Gefühlen verbinden.

Dies gelingt uns durch die Konzentration unserer Sinne auf die Gegenwart – sehen, was wir essen, riechen, was wir essen, schmecken, was wir essen, hören, was wir essen, fühlen, was wir essen, und wahrnehmen, was all das bei uns auslöst. Durch die Schulung der Sinne beim Essen wird unser Gewahrsein für den gegenwärtigen Augenblick gefördert. Damit erlangen wir auch in Lebensbereichen, die auf der sinnlichen Ebene weniger gut zugänglich sind, mehr Bewusstsein für die Eindrücke, die uns unsere Sinne übermitteln, beispielsweise im Bereich der Arbeit oder im Kontakt mit Menschen in unserer Freizeit. Je achtsamer wir beim Essen für unsere Gedanken und Sinneseindrücke sind, umso intensiver werden unser Erleben und unsere Wahrnehmung auch in anderen Lebensbereichen.

Mit diesem Präsent-SEIN sind wir im bewussten Besitz einer der größten Gaben, die der Mensch hat, der des freien Willens. Mit einer achtsamen Ernährungsweise können wir uns gezielt Wohlsein erschaffen.

Konzentrieren wir uns also beim Essen auf Gedanken, die wir mit Liebe und Freude verbinden, dann wächst unsere Wahrnehmung dafür in allen Bereichen des Lebens. Damit wird unser Leben immer reicher an Liebe und Freude.

Mit der Entscheidung, dass es hinsichtlich unserer Ernährung das Wichtigste ist, uns wohlzufühlen, und mit der bewussten Ausrichtung auf Gefühle des Wohlseins lenken wir unsere Aufmerksamkeit gezielt auf die Ernährungsweise und die Lebensmittel, mit denen wir uns wohlfühlen.

Um bewusst wahrzunehmen, wann wir uns wohlfühlen, benötigen wir ausreichend Achtsamkeit beim Essen. Diese kann beispielsweise durch Essensmeditationen gezielt trainiert werden.

Meditation bedeutet hierbei nichts anderes als anhaltende, konzentrierte Aufmerksamkeit auf das, was wir tun, mit den Gedanken also ganz beim Essen zu bleiben und nicht abzuschweifen.

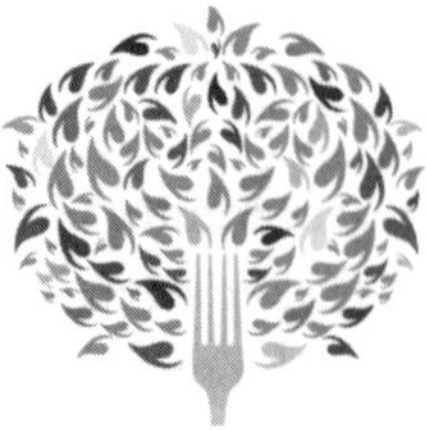

Mit allen Sinnen wahrnehmen und sich ganz auf das Essen konzentrieren

Üben Sie dies zuerst einmal für ‚nur' fünf Minuten. Das ist gar nicht so einfach, da Ihre Gedanken am Anfang noch sehr häufig abschweifen, wie Sie merken werden. Mit zunehmender Übung wird es Ihnen immer leichter fallen, sich ganz auf das Essen zu konzentrieren.

Wenn Sie bemerken, dass Ihre Aufmerksamkeit vom Essen abschweift, dann können Sie sich im Geiste die drei folgenden Fragen stellen und sich die entsprechenden Antworten dazu geben. Diese Vorgehensweise hilft Ihnen, Ihre Aufmerksamkeit wieder voll und ganz auf das Essen zu konzentrieren:

- Wo ist meine Aufmerksamkeit?
- Wo könnte meine Aufmerksamkeit sein?
- Wo möchte ich meine Aufmerksamkeit haben?

Die folgende Übung hilft Ihnen, Lebensmittel mit allen Sinnen wahrzunehmen.

Übung: Lebensmittel-Meditation

Wählen Sie ein Lebensmittel aus. Beschreiben Sie das Lebensmittel in Gedanken im Hinblick auf die verschiedenen Sinneseindrücke, die es bei Ihnen hervorruft. Achten Sie dabei auf Ihre körperlichen und emotionalen Empfindungen und welche Gedanken Ihnen dazu kommen und/oder welche Erinnerungen Sie dazu haben. Betrachten Sie das Lebensmittel von allen Seiten. Wie sind die Farben, wie ist die Form, die Größe, die Oberflächenbeschaffenheit? Riechen Sie an dem Lebensmittel. Wie riecht es? Süß, scharf, säuerlich etc.? Ist der Geruch angenehm?

Nachdem Sie das Lebensmittel ausreichend betrachtet, befühlt und berochen haben, nehmen Sie es in den Mund und kauen Sie es gut und ausgiebig. Wie ist die Konsistenz? Nass, trocken, weich, hart? Wie ist der Geschmack? Süß, bitter, scharf, salzig, sauer? Verändert sich der Geschmack im Verlauf des Kauens? Ist der Geschmack auf allen Bereichen der Zunge gleich? Welche Geräusche entstehen durch das Kauen des Lebensmittels? Wie fühlen Sie sich während des Essens und danach? Entspannt, freudvoll, neugierig, kalt, warm, wohlig, konzentriert, voll, müde, dumpf, unkonzentriert etc.?

Nähere Ausführungen zur Sinneswahrnehmung finden Sie in der nachfolgenden Tabelle.

Wählen Sie für jeden Tag ein neues Lebensmittel für diese kleine Essmeditation aus. Am sensitivsten sind wir gewöhnlich morgens, noch bevor wir etwas gegessen haben. Die Essmeditation kann aber auch zu jeder anderen Zeit durchgeführt werden, zu der Sie einige Minuten vollkommen in Ruhe auf sich und das Lebensmittel konzentriert sein können.

Tabelle: **Sinneswahrnehmung**
Visuell: Nehmen Sie die Farben der Lebensmittel, der Speise, die Sie essen, bewusst wahr. Welche Farben sind vorhanden? Wie hell oder dunkel, wie kräftig oder blass sind die Farben? Welche Formen haben die einzelnen Lebensmittel? Wirkt das „Arrangement" der Speise harmonisch? Sieht das, was Sie auf dem Teller haben, schön aus? Auditiv: Was hören Sie beim Essen der Speise, welche Geräusche gibt es? Beispielsweise Klanggeräusche, Knirschen der Zähne, Schluckgeräusche, Magengeräusche? Sind die Geräusche laut oder leise? Sind die Töne eher hoch oder tief? Ist die Klangfarbe weich oder hart? Ist das Tempo schnell oder langsam, die Frequenz hoch oder niedrig? Kinästhetisch: Wie fühlen sich die einzelnen Lebensmittel an den Lippen, im Mund an den Schleimhäuten, der Zunge und den Zähnen an? Wie ist die Temperatur (heiß, kalt, angenehm, zu...)? Wie trocken oder feucht, hart oder weich, fein oder grob ist die Konsistenz am Beginn und am Ende des Kauvorgangs, bevor die Speise hinuntergeschluckt wird? Olfaktorisch: Wie riechen die einzelnen Lebensmittel, wie riecht die Speise? Ist es ein angenehmer Geruch? Ist die Geruchsausbildung stark oder schwach? Welche Qualität hat der Geruch (z.B. scharf, süß, rauchig etc.)? Verändert sich die Intensität des Geruchs während des Essens? Gustatorisch: Wie ausgeprägt ist der Geschmack? Welche Geschmacksqualitäten liegen vor (süß, scharf, salzig, bitter, sauer)? Wo im Mundraum und wo auf der Zunge ist der jeweilige Geschmack stärker, wo schwächer ausgebildet? Verändert sich der Geschmack im Verlauf des Kauvorgangs, wird z.B. die Speise nach ausgiebigem Kauen süßlicher? Ist der Geschmack gut oder gibt es unangenehme Nuancen?

Es gibt in jeder Situation immer mindestens drei Möglichkeiten zu handeln

Mit der entsprechenden Achtsamkeit werden wir zudem gewahr, dass wir in jeder Situation aus mehreren Vorgehensweisen auswählen können. Grundsätzlich gibt es immer mindestens drei Möglichkeiten: „annehmen", „verändern", „loslassen".

Ein Beispiel dazu aus dem Alltag vieler Berufstätiger: Das Kantinenessen.

- *"annehmen"*

Sie können das Essen in der Kantine so annehmen, wie es ist, und das Positive, das für Sie mit dem Essen in der Kantine verbunden ist, in den Vordergrund stellen. Beispielsweise den Kontakt zu Kollegen, in Gesellschaft zu sein, preiswertes Essen zu bekommen, die Nähe zum Arbeitsplatz und einen geringen Zeitaufwand zu haben. Sie entscheiden sich also bewusst für das Essen in der Kantine, auch wenn es Ihnen nicht immer gut schmeckt.

-*"verändern"*
Sie können versuchen, eine Veränderung der Auswahl an Gerichten in der Kantine zu bewirken, indem Sie mit der Küchenleitung oder dem Betriebsrat sprechen, eine Unterschriftensammlung durchführen oder...

-*"loslassen"*
Sie können sich bewusst dazu entschließen, nicht mehr in die Kantine zu gehen, und das Positive, das für Sie damit verbunden ist, in den Vordergrund stellen, anstatt in die Kantine zu gehen, aber jedes Mal über das Essen zu schimpfen. Beispielsweise das schmackhafte Essen, mehr Abstand zur Arbeit und zu Kollegen zu bekommen, eine kleine Bewegungspause durch den Spaziergang zum Lokal zu haben...

Eine achtsame Ernährungsweise vermittelt uns also die Erkenntnis, nicht vollkommen von äußeren Faktoren bestimmt zu sein, und zeigt uns unsere Eigenmacht. Achtsamkeit, mit ganzer Aufmerksamkeit im Hier und Jetzt zu sein, befreit uns von empfundenem Druck und schenkt uns Flexibilität, die in einer Zeit des schnellen und häufigen Wandels und eines vermehrten Anpassungsdrucks von Nöten ist.

3. Kapitel
Wertschätzung

„Ich denke, die mystische Spiritualität des Einsseins mit der Natur ist die beste Vorbereitung auf das andere Leben, das wir suchen. Ein sakramentaler Umgang mit dem Brot und dem Wasser, dem eigenen Leib..."[3]

„Wenn in der Gegenwart vielfach eine spirituelle Verarmung beklagt wird, so muß man sie vor allem in dieser Unfähigkeit, das Leben zu loben, erkennen."[4]

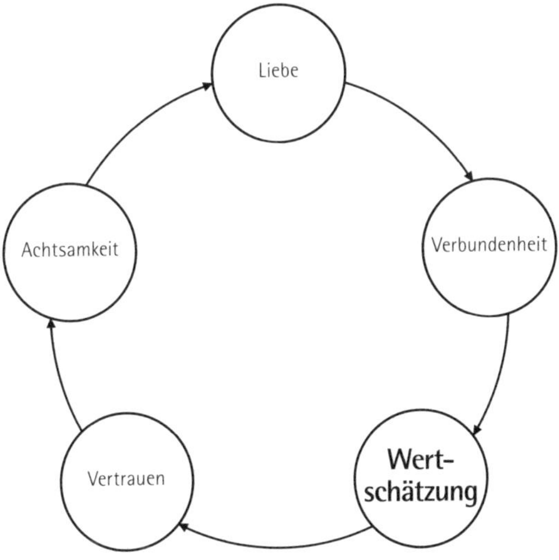

ABBILDUNG: NÄHRUNGSZYKLUS

Wertschätzung nährt Vertrauen

Verbundenheit nährt Wertschätzung

---

3 D. Sölle, Mystik und Widerstand, S. 150

4 D. Sölle, Mystik und Widerstand, S. 235

Wertschätzung heißt, etwas so anzunehmen, wie es ist

Wertschätzung heißt, zu dem, was ist, JA zu sagen! Im Hinblick auf die Ernährung bedeutet es, unsere Ernährungsweise so anzunehmen, wie sie gerade ist. Darunter fallen auch solche Dinge und Muster, die uns nicht gefallen und die wir ablehnen. Wenn wir unser Ernährungsverhalten so, wie es jetzt ist, bejahen, es in allen Facetten annehmen, dann können wir auch zu dem, was uns nicht wohltut, „nein“ sagen und es verändern. Das Nein und der damit eingeleitete Veränderungsprozess kann also erst dann erfolgen, wenn wir unsere Ernährungsweise und alles, was dazu gehört, angenommen haben.

Dinge und Verhaltensweisen nicht zu bewerten, statt sie in Kategorien von ‚Gut‘ und ‚Schlecht‘ einzuteilen, macht es uns viel leichter, diese so anzunehmen, wie sie gerade sind.

In der Ernährungsaufklärung und Beratung wird jedoch ständig in ‚Gut‘ und ‚Schlecht‘ eingeteilt und damit bewertet.

Das erschwert es, Ernährungsweisen, die uns offensichtlich nicht wohltun, die aber empfohlen werden, loszulassen. Doch nur über dieses Loslassen und gleichzeitige Frei-Werden erhalten wir Zugang zu der Ernährungsweise, mit der wir uns persönlich wohlfühlen.

Widerstandslosigkeit und Loslassen schaffen Raum für Veränderungen

Falls also unser gegenwärtiges Ernährungsverhalten nicht so ist, wie wir es uns vorstellen, dann sollten wir zwar die Absicht bekunden, es zu ändern, es aber im jetzigen Moment so annehmen, wie es ist. Bewertung und Kritik bauen nur Widerstand auf, der uns Energie kostet und eher das Negative verstärkt, als zu dem gewünschten Essverhalten zu führen.

Mit dem Widerstand versuchen wir etwas zu kontrollieren, was wir nicht kontrollieren können. Das Erkennen dieser Tatsache und die Bewertung, es sei schlecht, etwas nicht unter Kontrolle zu haben, lassen schnell Gefühle von Ohnmacht, Ärger und Wut aufkommen. Diese helfen uns jedoch nicht weiter und das Geschehene kann dadurch auch nicht mehr rückgängig gemacht werden. Wir sollten daher die Sache erst gar nicht weiter analysieren und unser Essverhalten, das anders war, als gewünscht, nicht abwerten. Das erspart nutzlosen Energieverbrauch. Dagegen können wir aus der Erfahrung lernen und es beim nächsten Mal anders machen.

Wenn wir, ohne zu urteilen, das annehmen, was ist, sind wir zudem viel achtsamer für das, was gerade geschieht, und können so weit besser unser ‚inneres Wissen' wahrnehmen. Wertschätzung hilft uns also, in der Gegenwart zu sein und die Achtsamkeit aufzubringen, die wir brauchen, um die aufgenommene Nahrung mit allen Sinnen wahrnehmen zu können. Damit gelingt es uns, die Wirkung von Lebensmitteln (auf uns) in ihrem ganzen Umfang zu erfahren. Wir können das, was uns gut tut, von dem, was uns nicht gut tut, trennen, d.h., die Lebensmittel und Zubereitungsweisen auswählen, die uns Wohlsein bereiten.

Sind wir zu sehr auf eine Sache, ein bestimmtes Ziel konzentriert, schließen wir andere Dinge aus unserer Wahrnehmung aus, da sie unserer Aufmerksamkeit entgehen.

In dem Moment, in dem wir jedoch loslassen und uns nicht starr auf ein bestimmtes Ergebnis in der Zukunft ausrichten, öffnen wir uns vielen Möglichkeiten, die sich auf dem Weg zum Erreichen eines bestimmten Zieles offenbaren können. Mit dieser Offenheit befreien wir uns auch davon, immer nach dem gleichen alten Ernährungsmuster vorzugehen, was häufig den Blick für Neues und Wesentliches verstellt.

Etwas so anzunehmen, wie es momentan ist, hilft uns zudem, von den Emotionen frei zu sein, die mit Gefühlen von Mangel, Entbehrung und fehlender Kontrolle verbunden sind. Zu diesen gehören insbesondere die Gefühle von Wut, Ärger und Trauer.

Mit Kontrolle können wir unser Ernährungsverhalten zwar in einem gewünschten Rahmen halten, wir verändern jedoch nicht die darunter liegenden Verhaltensmuster. Der Weg der Annahme und Wertschätzung, der von der Liebe zu uns selbst genährt wird, gibt uns hingegen die Kraft, unser Ernährungsverhalten in der gewünschten Weise zu verändern.

Wenn wir spüren, dass uns etwas in unserem Ernährungsverhalten gerade nicht gut getan hat, dann sollten wir uns daher erst einmal darüber freuen, dass wir dies wahrgenommen haben, und uns dafür bedanken, anstatt uns für das Verhalten zu verurteilen. Dank ist eine Form von Wertschätzung, die uns das Loslassen alter Muster erleichtert. Der nächste Schritt ist dann, zu überlegen, nachzuspüren und auszuprobieren, was uns konkret nicht gut getan hat, weshalb es uns nicht gut getan hat und was wir an unserem Verhalten ändern können, damit uns das Essen gut tut. Wir sollten also nicht gleich uns selbst oder andere verurteilen, wenn etwas scheinbar schlecht gelaufen ist. Das verstellt häufig nur den Blick für die Möglichkeiten der Veränderung. Darüber hinaus wird bei der Ausrichtung der Aufmerksamkeit auf das ‚Schlechte' die Energie auf negative, belastende Aspekte des Ernährungsverhaltens gerichtet. Folglich wird das unerwünschte Verhalten verstärkt, da unsere Energie, unsere Aufmerksamkeit dorthin fließt.

Im Loslassen wird die Offenheit
für das Neue geboren.

Durch das Loslassen finden wir Zugang
zu dem Vertrauen in unser ‚inneres
Wissen', zu unserem wahren Wesen.

Die volle Verantwortung für das eigene Ernährungsverhalten übernehmen

Wir erschaffen unser jeweiliges Essverhalten selbst, nichts und kein anderer ist dafür verantwortlich. Es ist nicht die Bäckerei, aus der der Duft frisch gebackener Brötchen just dann unsere Nase erreicht, wenn wir an dieser vorbeilaufen und nicht widerstehen können hineinzugehen, um uns ein Rosinenbrötchen zu kaufen. Verantwortlich ist auch nicht unser Kollege, der Kuchen für die Kaffeepause besorgt hat und uns ein Stück davon anbietet.

Wenn wir erkennen, dass wir und nur wir in jedem Moment für unser Essverhalten verantwortlich sind, dann können wir auch die Macht, die in diesem Wissen liegt, erkennen. Wir können uns jederzeit auch etwas anderes erschaffen, uns anders verhalten. Es gibt keinen Grund, nach einem festen Verhaltensmuster zu reagieren, es sei denn, wir fühlen uns ohnmächtig, als Opfer unserer Erziehung, als Opfer der Werbung, als Opfer der Ernährungsberater. Dann folgen wir Mustern und Glaubenssätzen wie: „Der Duft von frisch gebackenem Brot erinnert mich an meine Kindheit, in der ich so vieles entbehren musste“ oder „Wenn jemand so nett ist und mir etwas anbietet, kann ich nicht nein sagen“.

Wir haben die Macht, jedes Problem, besser gesagt: jede Situation, in der wir herausgefordert werden, in etwas Besseres zu verwandeln. Damit kann jedes Problem zu einer erfolgreichen Lernsituation werden.

Solange wir uns hingegen starr nach äußeren Vorgaben richten und damit die Verantwortung abgeben, blockieren wir den Zugang zu unserem ‚inneren Wissen‘, dem Wissen, was gut für uns ist und was nicht.

Daher ist es auch wenig hilfreich, Ernährungsempfehlungen mit Vorgaben wie: „Die Nahrung sollte aus 30% Fett, 55% Kohlenhydrate und 15% Eiweiß bestehen“ zu befolgen. Solche Empfehlungen sind zu abstrakt und nur rational zu erfassen. Sie können nicht erlebt, gefühlsmäßig nicht nachvollzogen werden. Damit besteht für den Einzelnen keine Möglichkeit, diese Empfehlungen für sich auf Stimmigkeit hin zu überprüfen.

Starre, unflexible Vorgaben bewirken zudem häufig Widerstand. Wir widersetzen uns also den Empfehlungen. Dieser Widerstand erzeugt als Folge Angst, da wir durch das Nichtbefolgen der Vorgaben eine Strafe erwarten, beispielsweise in Form einer ernährungsmitbedingten Erkrankung.

Je mehr wir uns von starren Vorgaben in unserem Ernährungsverhalten einschränken lassen, umso mehr Angst erzeugen wir, etwas falsch zu machen, und umso mehr neigen wir dazu, unsere Ernährungsweise nach diesen Vorgaben zu beurteilen und zu verurteilen. Je größer die Angst, umso stärker ist das Kontrollbedürfnis, und je stärker die Kontrolle, umso größer ist die Angst, etwas falsch zu machen. Kontrolle ist Widerstand, der den freien Fluss der Energie nicht zulässt. Das kostet uns nicht nur viel Kraft. Es wirkt ebenso dem Vertrauen, unserem eigenen ‚inneren Ernährungswissen' folgen zu können, entgegen.

Eine 100%ige Kontrolle des Risikos, eine bestimmte Krankheit zu erleiden, gibt es sowieso nicht. Das sollten wir uns immer vor Augen halten. Letztlich spüren wir, bewusst oder unbewusst, dass es diese vermeintliche Sicherheit durch eine bestimmte Ernährungsweise nicht gibt. Auch das Befolgen der aktuellsten Ernährungsempfehlungen kann uns diese Sicherheit nicht geben.

Zudem kann die (Ernährungs)Wissenschaft nur eine Momentaufnahme von dem wiedergeben, was mit derzeit verfügbaren Methoden beobachtet werden kann. Sie kann jedoch nicht umfassend alle Bestandteile eines Lebensmittels aufzeigen.

Es ist nur eine Annahme, dass unsere Wahrnehmung alles Wahrnehmbare erfasst.

In dem Moment, in dem wir uns von normierten Vorgaben zur Ernährung befreien und die Kontrolle loslassen, haben wir einen wichtigen Schritt getan, um wieder Zugang zu unserem ‚inneren Wissen' zu bekommen.

Gelingt uns das, dann sind wir frei und können unseren eigenen Weg gehen und unseren ‚inneren Vorgaben' folgen.

Wege, Widerstände und damit Wut und Ärger loszulassen

Es geht darum, bestimmte Ernährungsverhaltensweisen loszulassen, gegen die wir einen inneren Widerstand aufgebaut haben, die wir zu kontrollieren versuchen. Sind wir beispielsweise in dem Glauben, wir könnten bei der nächsten Feier nicht auf das zweite Stück Kuchen verzichten, baut sich bereits im Voraus ein innerer Widerstand gegen die bevorstehende ‚Prüfungssituation' auf. Je größer der Widerstand, umso schwerer wird es uns fallen, das zweite Stück Kuchen *nicht* zu essen.

Das Loslassen einschränkender Glaubenssätze ist wichtig, um das Positive wieder sehen und sich darauf konzentrieren zu können. Damit wachsen die Aspekte unseres Ernährungsverhaltens, mit denen wir uns wohlfühlen.

Wie wir uns unserer einschränkenden Glaubenssätze bewusst werden, wird in dem nachfolgenden Kapitel „Verbundenheit" näher beschrieben.

Häufig resultieren Wut und Ärger über ein bestimmtes Ernährungsverhalten auch aus einem unangemessen hohen Maßstab an uns selbst und unsere Fähigkeiten. Wir können die Erwartung gar nicht oder noch nicht erfüllen, sind aber trotzdem auf uns selbst wütend. Hier ist es gut, den angelegten Maßstab zu überprüfen und diesen auf ein angemessenes Maß zu reduzieren. Weiterhin sollten wir uns ein ‚schlechtes' Ernährungsverhalten vergeben und uns bewusst machen, dass die Sache nicht mehr rückgängig zu machen ist. Wut und Ärger, mit denen wir letztlich nur Widerstand leisten, bringen uns da keinesfalls weiter.

In Situationen, in denen Wut und Ärger auftreten, ist es sehr hilfreich, die Aufmerksamkeit konsequent auf das auszurichten, was getan werden kann, und von dem abzuwenden, was gerade nicht machbar ist. Wenn wir uns kritisieren, verstärkt das nur das unerwünschte Verhalten und damit auch die Gefühle von Wut und Ärger. Es ist, wie bereits gesagt, besser, sich auf die vorhandenen, als positiv erlebten Ernährungsverhaltensweisen zu fokussieren. Lob wirkt aufbauend und daher bringt es uns unserem Ziel näher, wenn wir uns für das loben, was wir bislang gut gemacht haben. Das gilt insbesondere dann, wenn wir gerade vermeintlich einen Fehler gemacht haben.

Die folgende Übung kann von Nutzen sein, wenn Sie Ihre Erwartungen an Ihr Ernährungsverhalten einmal nicht erfüllt haben sollten.

Übung: **Einen neuen Film drehen**

Stellen Sie sich eine Siuation aus der Vergangenheit vor, in der Sie etwas gegessen haben, was Sie eigentlich nicht wollten. Drehen Sie dann in Gedanken einfach einen neuen Film von der Situation, in der Sie Ihren Ansprüchen an Ihre Ernährungsweise nicht gerecht wurden. Fungieren Sie als Regisseurin/Regisseur und verändern Sie die Situation so, wie Sie Ihnen angenehm ist, d.h., dass Sie das betreffende Lebensmittel, die betreffende Speise nicht essen oder nicht so viel davon essen. Sie können sich dabei mehrere Versionen des neuen Films vorstellen. Stellen Sie sich nun eine zukünftige Situation vor, beispielsweise die bevorstehende Feier, zu der Sie eingeladen sind. Erleben Sie diese Situation in Ihrer Vorstellung mit allen Sinnen genau so, wie Sie es in dem von Ihnen gedrehten neuen Film gesehen haben.

Widerstand, der – wie erwähnt – beispielsweise in Emotionen von Wut und Ärger fühlbar ist, kann sich auch aus dem Empfinden von Entfremdung aufbauen.

Gefühle von Entfremdung entstehen, wenn wir uns nicht zugehörig, von anderen getrennt fühlen. Je stärker das Gefühl der Entfremdung ist, umso größer ist der Widerstand.

Liebe hingegen vereint, sie vermittelt ein Gefühl von Gemeinschaft und Einheit.

Die Aufnahme von Nahrung in einer Tischgemeinschaft kann uns ein solches Gefühl von Zugehörigkeit vermitteln. Das gemeinsame Essen gibt uns einen ritualisierten, regelmäßig abrufbaren Rahmen, in dem wir mit Mensch und Natur Verbundenheit und Einheit erfahren.

Es ist daher hilfreich, solche Tischgemeinschaften, die als angenehm empfunden werden, nicht zu meiden, sondern diese bewusst aufzusuchen. Das gilt besonders dann, wenn wir unsere Ernährungsverhaltensweisen ändern wollen.

4. Kapitel
Verbundenheit

„Die mystische Naturerfahrung
weist hin auf die Abhängigkeit der
Menschen.
Diese unsere Abhängigkeit – nicht nur
aus wissenschaftlicher Einsicht,
sondern existentiell – anzunehmen ist
ein erster Schritt zu einer Spiritualität,
ohne die die Bewahrung der
Schöpfung nicht möglich sein wird."[5]

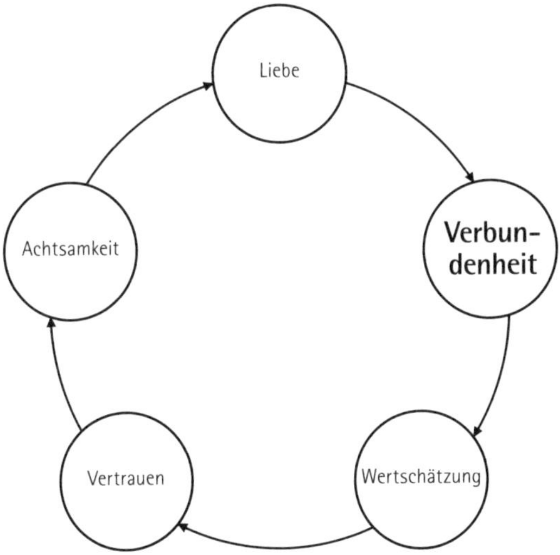

ABBILDUNG: NÄHRUNGSZYKLUS

Verbundenheit nährt Wertschätzung,
Liebe nährt Verbundenheit

5 D. Sölle, Mystik und Widerstand, S. 146/147

Die Absicht hinter unserem Ernährungsverhalten ist für unser Befinden bedeutsam

Die Absicht, die wir mit unserer Ernährungsweise verbinden, hat großen Einfluss auf die Auswahl und Aufnahme von Lebensmitteln und damit auf unser Befinden. Es ist daher bedeutsam, auf unsere Absichten zu achten und sich dieser vor der Auswahl und Zufuhr von Nahrung bewusst zu werden. Bei dieser Klärung ist es hilfreich, uns nicht primär darauf auszurichten, was wir tun wollen, als vielmehr darauf, wie wir uns fühlen wollen. Wenn wir das herausgefunden haben, wissen wir genau, was wir brauchen und was zu tun ist, um dieses Gefühl zu erhalten. Positive Absichten werden ein positives, gutes Befinden hervorbringen, negative werden ein negatives, schlechtes Befinden erzielen.

Zur Veranschaulichung dieser Zusammenhänge zwei Beispiele:

Beispiel 1:
Bereiten wir uns abends ein leckeres Gemüsegericht zu, damit wir am nächsten Tag für die Mittagspause im Büro etwas ‚Nährendes' zu essen haben, werden wir bei dem Verzehr der Speise die eigene Fürsorge und Liebe, die mit der Zubereitung verbunden war, spüren und in uns aufnehmen. Wir werden uns genährt und wohl fühlen.

Beispiel 2:
Wenn wir hingegen ein belegtes Brötchen während der Arbeitszeit vor dem PC essen, das wir uns schnell am Morgen auf dem Weg zur Arbeit in einer Bäckerei geholt haben, dann werden wir uns von dem Brötchen kaum gesättigt und wohl fühlen. Vermutlich wird es uns einfach nur schwer im Magen liegen, denn unsere Absicht bei dem Kauf und dem Verzehr des Brötchens war nicht, uns mit der Nahrung Liebe und Fürsorge zukommen zu lassen und uns wohlzufühlen. Vielmehr stand im Vordergrund, keine Arbeitszeit durch das Essen zu verlieren. Das entsprechende Befinden, das aus dieser Handlung und letztlich der dahinterstehenden Absicht entstanden ist, stellt sich dann auch unmittelbar ein. Wir fühlen uns gehetzt und haben einen angespannten Magen.

Wenn wir uns unserer eigenen Intentionen nicht bei jeder Handlung bewusst sind, werden wir viel häufiger und schneller von anderen Menschen und deren Meinung und Handlungen beeinflusst. Auch aus diesem Grunde ist es sinnvoll, sich der eigenen Absichten und erwünschten Verbundenheit bei allen Handlungen gewahr zu sein.

Achtsamkeit in unserer Ernährung ermöglicht uns dieses ‚Gewahr-Sein'. Mit Achtsamkeit können wir aufspüren, welche Absichten wir tatsächlich mit dem Verzehr einzelner Lebensmittel, ja mit unserem Ernährungsverhalten insgesamt verfolgen. Ein vermeintlicher Genuss, den wir mit dem Verzehr eines bestimmten Lebensmittels zu erreichen glauben und der uns den Anschein gibt, wir würden uns etwas gönnen, kann sich dabei als Trugschluss erweisen.

Absichten werden ganz wesentlich von unseren Glaubenssätzen geprägt

Absichten werden ganz wesentlich von den Glaubenssätzen geprägt, die wir zur Ernährung, zu uns selbst, zu unseren Beziehungen, zu Möglichkeiten in unserem Leben und zu unseren Fähigkeiten haben. Sie sind eine Art von Lebensregeln, nach denen wir uns richten und die unsere Verhaltensmuster prägen. Obwohl unsere Überzeugungen keine Tatsachen sind, nehmen wir sie häufig so wahr. Glaubenssätze werden unter anderem durch die Kultur, die Familie und die Medien geprägt. Unsere Glaubenssätze beeinflussen, mit wem und womit wir uns ‚verbinden' und ob wir damit Wohlsein oder Unwohlsein empfinden. Sie bilden also die Muster, die unser Ernährungsverhalten bestimmen. Glaubenssätze und damit unsere Verhaltensmuster sind veränderbar (siehe nachfolgende Tabelle).

Um zu einer Ernährungsweise (zurück)zufinden, die uns Wohlsein bereitet, ist es sehr hilfreich, sich der eigenen Überzeugungen bewusst zu werden. Dies ist ein erster Schritt, um solche Glaubenssätze zu verändern, die ein unerwünschtes Ernährungsverhalten und Unwohlsein fördern. Häufig sind die Glaubenssätze im Bereich der Ernährung ganz ähnlich denen, die wir in anderen Lebensbereichen – Beruf, Beziehung, Finanzen etc. – haben. Die Muster sind weitestgehend dieselben, nur die Inhalte sind andere.

Mit der Veränderung von Glaubenssätzen können wir unser Verhalten und damit die Realität, die wir uns dadurch schaffen, verändern.

Tabelle: **Glaubenssätze**
• Glaubenssätze hinsichtlich unserer Ernährung sind Überzeugungen, die beeinflussen, was, wie, wann, mit wem wir essen. Sie drücken unsere Werte bezüglich unserer Ernährung aus. • Diese Glaubenssätze können – je nach Inhalt – unser Ernährungsverhalten in eine für uns positive oder negative Richtung lenken und unser Verhaltensrepertoire erweitern oder begrenzen. • Ernährungsglaubenssätze sind u.a. durch die Kultur, die Familie, den Zeitgeist/die Generation, die Religion, die Peer-Group, der wir angehören, durch wissenschaftliche Erkenntnisse, Lebensmittelskandale, Werbung, Massenmedien, vergangene oder bestehende Erkrankungen geprägt. • Die vermittelten Ernährungsglaubenssätze erhalten für den Einzelnen durch persönliches Erleben in der Vergangenheit Gültigkeit. • Ernährungsglaubenssätze sind veränderbar, besitzen also keine dauerhafte Gültigkeit.

Die Bewertung von Lebensmitteln und Speisen hängt von unseren Werten und Überzeugungen ab

Um die Wirkung Ihrer Werte und Glaubenssätze im Hinblick auf Ihre Ernährung eingehender zu beleuchten, können Sie das folgende kleine Denkexperiment durchzuführen:

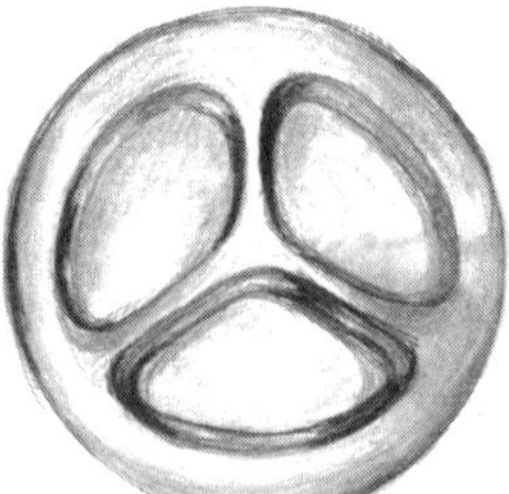

zeichnung - maria nagy

ABBILDUNG: PORTIONSTELLER

Übung: Wirkung von Werten und Glaubenssätzen

Betrachten Sie die Zeichnung des in drei Segmente geteilten Tellers in der vorhergehenden Abbildung. Stellen Sie sich vor, das linke Segment sei mit weißem Reis, das rechte mit Hackfleischsoße und das untere Segment mit Spinat gefüllt. Lassen Sie nun dieses innere Bild einen Moment auf sich wirken.

Verändern sich die einzelnen Bereiche auf dem Teller in Ihrer Vorstellung? Verkleinern oder vergrößern sich beispielsweise einzelne Segmente? Lösen sich die Einteilungen zwischen den Segmenten teilweise auf? Vermischen sich die Speisen der einzelnen Segmente miteinander?

Wenn Sie die Fragen beantwortet haben, stellen Sie sich eine andere Variante der Speisenanordnung vor. Beispielsweise die Hackfleischsoße im linken Segment, der weiße Reis im unteren und der Spinat im rechten Segment des Tellers. Gehen Sie auch mit dieser Variante alle Fragen durch und beantworten diese, bis Sie auf diese Weise mindestens 3 der 6 möglichen Varianten durchgegangen sind.

Welche Varianten lösen in Ihnen ein angenehmes und welche ein unangenehmes Gefühl aus? Gibt es eine Anordnung, die Ihnen am meisten zusagt?

Dieses kleine Denkexperiment verdeutlicht auf einfache Weise, wie stark unsere Gefühle zu Speisen und Lebensmitteln davon abhängen, welchen Wertungen und Überzeugungen wir unterliegen.

Durch die bloße Vorstellung der unterschiedlichen Speisen- und damit Farbanordnung entstehen in uns angenehme oder unangenehme Gefühle, obwohl sich bei allen Varianten die gleiche Speise auf dem Teller befindet.

Insbesondere die Farben der Speisen und die Werte, die wir mit diesen verbinden, lösen in ihrer unterschiedlichen Anordnung verschiedene Gefühle in uns aus. Wenn beispielsweise Gesundheit unserer gesellschaftlichen und individuellen Prägung gemäß ein wichtiger Wert für uns ist und wir der Überzeugung sind, dass Spinat gesund ist, dann werden wir ein positives Gefühl zu dem Segment des Tellers haben, das mit dem Spinat gefüllt ist, und das Segment wird sich gut und stabil anfühlen. Das Betrachten des Reissegmentes wird in dem betreffenden Fall jedoch wahrscheinlich kaum gute Gefühle in uns auslösen, da weißer Reis in punkto Gesundheit schlechter angesehen ist als brauner Reis. Und dies prägt eben unsere Überzeugungen, die wiederum beeinflussen, welche Gefühle weißer Reis in uns hervorruft.

Da weißer Reis bei dem einen Betrachter mit anderen Werten verbunden sein wird als bei einem anderen Betrachter, löst das jeweilige Tellersegment – je nach Person – unterschiedliche Gefühle aus, die sich eben auch visuell ausdrücken. Das Gleiche gilt im Hinblick auf grünes oder weißes Gemüse, rotes oder weißes Fleisch usw..

Indem wir uns solcher angelernter Bewertungen bewusst werden, haben wir den ersten Schritt getan, um uns von diesen zu befreien. Betrachten wir Lebensmittel und Speisen ohne die Bewertungen des Verstandes, dann können wir unser inneres Wissen deutlicher wahrnehmen. Wir können auf einer tieferen Ebene spüren, welche Lebensmittel und Speisen uns Wohlsein bereiten und welche nicht.

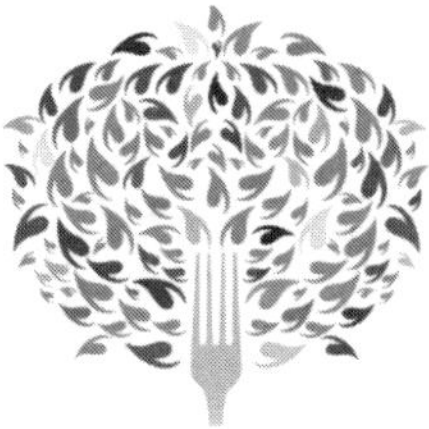

Unbewusste Glaubenssätze aufspüren und bewusst machen

Mit der folgenden Übung können Sie auch unbewusste Glaubenssätze und die damit verknüpften Werte und Motive, die Ihr Ernährungsverhalten beeinflussen, herausfinden.

Übung: Ein Gericht zubereiten

Überlegen Sie sich ein Gericht, das Sie zubereiten möchten. Kaufen Sie die entsprechenden Zutaten ein und bereiten Sie dann das Gericht zu.

Nachdem Sie all das getan und das Gericht gegessen haben, gehen Sie die nachfolgenden Fragen durch.

Wichtig! Auf keinen Fall sollten Sie die Fragen lesen, bevor Sie die Aufgabe durchgeführt haben.

Wie sind Sie vorgegangen? Haben Sie bereits das fertige Menü vor Augen gehabt, bevor Sie in das Lebensmittelgeschäft gingen, oder hat sich das beispielsweise erst beim Einkauf entwickelt? Was war Ihnen für die Auswahl der Zutaten und des Gerichts besonders wichtig, was unwichtig? Wie haben Sie sich während des Einkaufs und der Zubereitung gefühlt? Was hat Gefühle des Wohlseins ausgelöst und was solche des Unwohlseins?

Die bewusste Verbindung mit positiven Erlebnissen suchen

Immer dann, wenn Ihre Aufmerksamkeit auf einen Glaubenssatz ausgerichtet ist, der bei Ihnen ein Gefühl des Unwohlseins auslöst, dann denken Sie bewusst an etwas Positives, an etwas, was Sie mit Freude, Gelassenheit und körperlicher Entspannung erfüllt.

Gefühle des Unwohlseins erkennen Sie beispielsweise oft daran, dass Sie körperlich oder psychisch angespannt sind. Halten Sie in einer solchen Situation einfach kurz inne, konzentrieren Sie sich auf Ihren Atem und atmen Sie mehrmals tief ein und aus. Dann sagen Sie sich etwas Positives, stellen sich bildlich etwas Positives vor und nehmen eine positive innere und äußere Haltung ein. Spüren Sie die Verbundenheit mit dem Positiven. Damit löst sich die Anspannung gewöhnlich recht schnell.

Nachfolgend dazu ein Beispiel, um diesen Zusammenhang zu verdeutlichen:

Sie sind zu einem mehrgängigen Menü bei Freunden eingeladen und haben gerade den Hauptgang beendet. Während Sie mit Ihren Freunden plaudern, kommen Ihnen folgende Gedanken: „Die zweite Portion Kroketten hätte ich nicht mehr essen sollen." „Ich bin in meinem Essverhalten total unkontrolliert" (Glaubenssatz). Bei einer solchen Aussage fühlen Sie sich vermutlich vollkommen unzufrieden und ärgern sich über sich selbst.

Auf folgende Weise kommen Sie wieder in eine positive Haltung:

1. Beobachten Sie sich in dem momentanen Zustand mit einer gewissen inneren Distanz. Betrachten Sie sich unbeteiligt, so, als wären Sie nur ein interessierter Beobachter.

2. Sagen Sie sich, dass auch die zweite Portion Kroketten sehr lecker war, dass Sie aber das nächste Mal nur eine Portion essen werden, da Sie sich so wohler fühlen.

3. Stellen Sie sich vor Ihrem inneren Auge all die Essenssituationen vor, in denen Sie in dem für Sie angemessenen Moment aufgehört haben zu essen und sich nach dem Essen wohlgefühlt haben. Spüren Sie die positiven Gefühle, die Sie mit diesen Situationen verbinden. Begeben Sie sich ganz in diese Situationen hinein. Entspannen Sie dabei Ihre Muskeln, insbesondere die des Kiefers, Gesichts und Nackens.

4. Richten Sie sich in Ihrer Körperhaltung innerlich und äußerlich auf. Stellen Sie sich entspannt, in gerader Haltung hin, lächeln Sie. Blicken Sie nach oben und dehnen Ihr Blickfeld aus, indem Sie Ihre Augen nicht auf etwas Bestimmtes fokussieren, sondern diese auf unscharf ausrichten.

Die Kraft des Denkens nutzen und scheinbar Unmögliches möglich machen

Die folgende Übung verdeutlicht nochmals, wie wir mit unseren Gedanken unsere erlebte Realität selbst erschaffen – auf emotionaler wie materieller Ebene.

Übung: **Kraft des Denkens**

Atmen Sie ein und gehen Sie mit dem Ausatem so weit durch den Raum, wie Ihr Ausatem reicht. Merken Sie sich den Punkt im Raum, bis zu dem Sie gekommen sind.
Gehen Sie an den Ausgangspunkt zurück. Stellen Sie sich nun in Gedanken vor, wie Sie während des Ausatmens über den Punkt hinaus gehen. Stellen Sie sich dies noch dreimal vor.
Dann gehen Sie nach dem nächsten Einatmen mit dem Ausatmen so weit durch den Raum, wie Ihr Ausatem reicht. Sie werden beobachten, das Sie ohne große Mühen über den ursprünglichen Punkt im Raum hinausgehen können.

Mit dieser kleinen Übung wird deutlich, wie sich Ihre Vorstellungskraft (Geist) auf die Fähigkeit Ihres Körpers (Materie) übertragen hat. Ihr Körper war allein durch eine Änderung in Ihrem Denken in der Lage, etwas zu vollbringen, was vor der Visualisierung als nicht möglich erschien.

Sie können die „Kraft des Denkens“ auch auf Ihr Ernährungsverhalten übertragen. Mit der Vorstellungskraft Ihres Geistes können Sie also Dinge in Ihrem Ernährungsverhalten in die Tat umsetzen, die Ihnen bislang schwerfielen. Es bedarf nur einer entsprechenden Übung des Geistes und schon wird es Ihnen nicht mehr schwerfallen, beispielsweise nur ein Stück Schokolade zu essen, anstatt die ganze Tafel.

Das Leben ist ein kontinuierlicher Prozess der Aufnahme und Abgabe

Leben ist Wandel, es ist ein kontinuierlicher Prozess der Aufnahme und Abgabe, da wir mit allem, was uns umgibt, verbunden sind.

Wie wir Nahrung in uns aufnehmen, uns mit ihr verbinden, diese verdauen, letztlich wandeln und davon wieder etwas abgeben, so nehmen wir auch alles andere um uns herum selektiv auf, ‚verdauen' es und geben wieder etwas davon ab.

Wir nehmen den Geruch von frisch aufgebrühtem Kaffee, das Lächeln eines Kindes, das Geräusch eines vorbeifahrenden Autos, die Worte einer Kollegin in uns auf, ‚verdauen' es und wandeln es in unterschiedlicher Weise.

Aus dem Geruch entsteht der Impuls, sich eine Tasse Kaffee einzugießen. Das Lächeln verwandelt sich in ein Gefühl der Freude. Aus dem Fahrgeräusch des Autos entsteht der Gedanke, bei der Überquerung der Straße achtzugeben, und die Worte lösen das innere Bild eines feucht-fröhlichen Betriebsfestes aus.

Im Rahmen dieser Verbundenheit und der damit einhergehenden Wandlung wird neben anderem das Nötige vom Unnötigen, das, was uns an Informationen wichtig ist, von dem, was uns unbedeutend erscheint, getrennt. Wir trennen das, was wir brauchen, von dem, was wir nicht benötigen. Das Unnötige wird dann, sofern wir nicht unter einer körperlichen, mentalen oder seelischen ‚Verstopfung' leiden, ausgeschieden.

So geht mit jeder vollzogenen Wandlung unwillkürlich ein Loslassen des Alten einher.

Der Vorgang des Auswählens und Aufnehmens sollte von Achtsamkeit und Liebe geleitet sein, damit sich unser Leben im Sinne von Wohlsein wandelt. Andernfalls kann es passieren, dass wir uns zu viel Unnötiges, Unbedeutendes, unwichtige Informationen aufladen. Die damit vermehrt einhergehende Arbeit des Trennens und Ausscheidens kann mit der Zeit eine Überforderung bewirken. Wir fühlen uns in der Folge überladen und erschöpft, letztlich unwohl.

Bringt die Absicht, die hinter meiner Ernährungsweise steht, Wohlsein?

Die Bedeutung des mütterlichen Prinzips, der Nährung von dem, was heranwachsen will

Mit einer achtsamen und liebevollen Ernährungsweise werden wir uns nicht nur unserer Absichten und wahren Wünsche gewahr. Wir leben auf diese Weise auch das mütterliche Prinzip, die Verbundenheit mit und die Nährung von dem, was heranwachsen will.

So wie die Nahrung der Mutter erst durch die tiefe Verbindung zu ihrem Kind nicht nur im physischen, sondern auch im psychischen und metaphysischen Sinne nährend ist, so ist auch für uns die Nahrung erst dann auf allen Ebenen nährend, wenn wir mit uns selbst, der Nahrung und den Menschen, die uns nähren, eine tiefe, fürsorgliche Verbindung eingehen. Nur solche Bindungen schaffen die erforderliche Offenheit, die für eine Wandlung notwendig ist.

Tiefe, nährende Bindungen – in jeglicher Form – sind also für eine Transformation und Höherentwicklung für den Einzelnen, für die ganze Gemeinschaft, letztlich für die gesamte

Welt unabdingbar. Solche nährenden Bindungen vermitteln uns Gefühle von Stabilität, Frieden, Ruhe und Mitgefühl, von ‚Erdung'.

Mit diesem Erleben von ‚Geerdet-Sein' ist es uns ein Leichtes, für die Eindrücke und Impulse um uns herum offen zu sein. Aus einem solchen Gefühl des inneren Gleichgewichts heraus können wir das auswählen und aufnehmen, uns damit verbinden, was uns wahrhaft nährt und uns Wohlsein bereitet.

Ohne diese ‚Erdung' neigen wir dazu, uns in zu vielen Gedanken zu verlieren und uns übermäßig zu sorgen. Mit jeder weiteren Gedankenschleife und wiederholtem Abwägen sammelt sich immer mehr Gedankenmüll an, der unser Fortkommen, die Wandlung, behindert. Bildlich gesprochen kleben wir an einer Sache oder an einer Person, die der Vergangenheit angehört, fest. Folglich fällt uns auch das Loslassen dessen schwer, was nicht mehr zu uns gehört. Es ist egal, ob es sich hierbei ‚nur' um den alltäglichen Stuhlgang, die überflüssigen Kilos, den vergangenen Konflikt mit einer Kollegin oder die nicht mehr passende Beziehung handelt. Wir halten angstvoll an Dingen und Menschen fest, die loszulassen, auszuscheiden sind, ohne dadurch wahrhaft ein Gefühl von Verbundenheit zu erreichen. Auf diese Weise halten wir jedoch den für jede individuelle wie gesellschaftliche Entwicklung erforderlichen Wandel auf.

Nicht selten mangelt es uns in einem solchen Fall zudem an Wertschätzung für das, was uns das Leben bereits alles gibt. Das resultiert aus einer vornehmlich von sorgenvollen

Gedanken gelenkten Wahrnehmung. Neben der fehlenden Wertschätzung beschert uns das auch noch das Empfinden von Instabilität und Mangel. Damit breiten sich unwillkürlich Unzufriedenheit und noch mehr Angst aus, mit all ihren negativen Auswirkungen für unser Wohlsein.

Die Zunahme übergewichtiger Menschen in den westlichen Industriestaaten, der Rückgang an gelebtem und erlebtem Mitgefühl und an Fürsorge in Partnerschaft, Familie und Gesellschaft und das sich in vielen Bevölkerungskreisen ausbreitende Gefühl von sozialer, finanzieller und gesundheitlicher Instabilität sind deutliche Folgen davon, dass dieses elementare Prinzip der Verbundenheit weder auf individueller noch auf gesellschaftlicher Ebene ausreichend Raum erhält.

Die achtsame und liebevolle Auswahl, Zubereitung und Aufnahme von Nahrung bietet uns ein ausgesprochen gutes Lernfeld, um Fürsorge, Mitgefühl und Stabilität – Verbundenheit mit uns, der Nahrung und anderen Menschen – wieder zu einem zentralen Element in unserem Leben zu machen.

Alles, was auf der physischen,
psychischen und metaphysischen Ebene
‚verdaut' werden muss,
durchläuft das Prinzip der Verbundenheit
und erfährt Wandlung.

Das Prinzip der Verbundenheit beinhaltet somit vor allem die Offenheit für das, was es zu empfangen gibt, und letztlich die Annahme des zu Empfangenden – des Nährenden des Lebens im Allgemeinen und der Nahrung im Speziellen – und die daraus erfolgende Wandlung (Transformation).

5. Kapitel
Vertrauen

"Die Seele braucht das Staunen,
das immer wieder erneute Freiwerden
von Gewohnheiten, Sichtweisen,
Überzeugungen, die sich wie
Fettschichten, die unberührbar und
unempfindlich machen,
um uns lagern."[6]

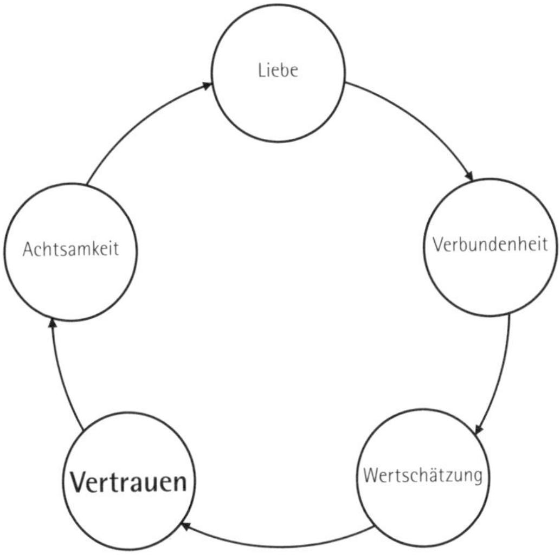

ABBILDUNG: NÄHRUNGSZYKLUS

Vertrauen nährt Achtsamkeit

Wertschätzung nährt Vertrauen

6 D. Sölle, Mystik und Widerstand, S. 125

Die Angst vor der Angst, sich ‚falsch' zu ernähren

Im Hinblick auf mögliche Konsequenzen unseres Ernährungsverhaltens leben viele von uns mit Ängsten, durch zu hohen Konsum von tierischen Fetten in späteren Jahren einen Herzinfarkt zu erleiden. Angst, durch zu geringen Verzehr von Gemüse und Obst an Krebs zu erkranken. Angst, durch zu niedrigen Konsum von Milchprodukten bereits in den Wechseljahren an Osteoporose zu leiden. Die Liste der Ängste, die wir Menschen in den Industriestaaten mit einem ‚falschen' Ernährungsverhalten verbinden, ließe sich beliebig fortsetzen.

Im Rahmen vieler gängiger Ernährungsempfehlungen – „Besonders ältere Frauen sollten wegen des erhöhten Osteoporoserisikos auf eine ausreichende Zufuhr von Vitamin D und Calcium achten" – werden solche Ängste indirekt geschürt und die Pharma- und Lebensmittelindustrie greift diese Ängste in ihrer Werbung auf. Die Zufuhr der angepriesenen Mittel soll dann, so wird versprochen, das vermeiden, wovor wir Angst haben: Krebs, Osteoporose, Herzinfarkt, Übergewicht u.v.a.m..

Das Fatale an dieser Vorgehensweise ist: Das Gefühl der Angst schwingt, bewusst oder unbewusst, bei der Zufuhr der Nahrung mit. Bei dem Verzehr von Brokkoli denken beispielsweise viele daran, damit Krebs vorzubeugen. Durch diesen Gedanken ist jedoch mit dem Verzehr von Brokkoli indirekt die Angst vor der Krankheit verknüpft, auch wenn Brokkoli dem Krebs vorbeugen soll. Die Aufmerksamkeit liegt auf der Angst. Obwohl wir Brokkoli essen, begleitet uns also dennoch die Angst vor Krebs, und mit jedem Bissen Brokkoli nehmen wir unbewusst auch die Angst in uns auf. Essen wir statt ‚gesundem' Brokkoli einen Hamburger, dann wird wiederum unsere Angst vor Krebs dadurch geschürt, dass wir keinen Brokkoli essen, aber nach den Empfehlungen welchen essen sollten.

Auch das Befolgen der aktuellsten ernährungswissenschaftlichen Erkenntnisse zu einer ‚gesunden' Ernährung wird solche Ängste nicht beseitigen können. Im Gegenteil! Mit immer mehr Wissen davon, was wir falsch machen können und welche Konsequenzen damit verbunden sind, wird unsere Angst, ‚Ernährungsfehler' zu begehen, nur noch mehr wachsen.

Analyse und Trennung schaffen Angst, Einheit und Verbundenheit schaffen Vertrauen

Die Analyse und die Trennung von Dingen lassen das Erleben von Einheit und Verbundenheit mit allen Dingen des Lebens in den Hintergrund treten. So verhält es sich auch mit Lebensmitteln, die wir in einzelne Bestandteile wie Vitamine und Mineralstoffe zerlegen. Dadurch entsteht zunehmend ein Gefühl der Teilung und Trennung von dem, was uns nährt, den Nahrungsmitteln. Diese Vorstellung fördert das Empfinden, Lebensmittel als etwas Unvollkommenes und Fremdes, dem Menschen nicht Angemessenes und Zugehöriges zu erleben. Wer denkt denn noch bei dem Verzehr eines probiotischen Joghurts an das Einssein mit der Nahrung, mit Pflanzen und Tieren?

Etwas Fremdes, von uns getrennt Erlebtes wird uns jedoch weniger das Gefühl von Vertrauen vermitteln als etwas, mit dem wir uns verbunden fühlen. Die Trennung der Nahrung in einzelne Nahrungsbestandteile, wie es in den Medien, in denen über Ernährung aufgeklärt wird, häufig getan wird, fördert also nicht sonderlich unser Vertrauen in die Nahrung.

Die Vermittlung der Verbundenheit und des Einsseins mit dem, was wir essen – der Mensch ist, was er isst –, stärkt hingegen unser Vertrauen.

Ein tiefes Bewusstsein für dieses Empfinden können wir durch unmittelbares Erleben (wieder)erlangen. In kaum einem anderen Bereich unseres Lebens ist dieses Erleben auf allen Sinneskanälen so gut zugänglich wie bei dem des Essens und Trinkens, vorausgesetzt, wir haben die entsprechende Achtsamkeit dafür. Ernährung bietet damit ein gutes Erlebnisfeld, mit dem wir unser Bewusstsein erweitern können.

In diesem Bewusstsein der Verbundenheit und Einheit wissen wir: Alles steht uns zur richtigen Zeit und am richtigen Ort zur Verfügung. In diesem Wissen können wir uns vertrauensvoll auf die regionalen, saisonalen, tageszeitlichen und alle anderen der Natur innewohnenden Rhythmen und Gesetzmäßigkeiten einstimmen. Wir begeben uns angstfrei in den Fluss des Lebens.

Ohne das entsprechende Bewusstsein haben wir hingegen nicht das Potential, uns das Leben so zu erschaffen, wie wir es uns wünschen. Vielmehr werden unser Verhalten und unsere Handlungen von unseren Ängsten und von dem bestimmt, was wir vermeiden wollen: Übergewicht, Krebs, Herzinfarkt usw.. Wir essen beispielsweise Brokkoli, da er Krebs vorbeugen soll, und nicht, da er gut schmeckt und uns Wohlsein bereitet.

Von Vertrauen beseelt sein, denn Angst ist ein schlechter Ratgeber

Angst ist ein schlechter Ratgeber. Sie blockiert uns in unserem freien Denken und Handeln.

Je mehr Aufmerksamkeit wir dem widmen, was wir vermeiden wollen – sei es die Krankheit selbst oder die Angst davor –, desto mehr wird unsere Angst wachsen, uns falsch zu ernähren, und umso stärker orientieren wir uns an äußeren Vorgaben. In der Alternative dazu geht es nicht darum, die Ängste zu verdrängen. Das würde diese nur vermehren. Wir können das Gefühl der Angst vielmehr als Hinweis nutzen. Es zeigt uns an, wenn wir etwas denken oder tun, was wir nicht mit Wohlsein verbinden. Mit dieser Wahrnehmung können wir unsere Aufmerksamkeit bewusst auf ein positives Erleben in der Gegenwart lenken, beispielsweise auf das unmittelbare (Ess)Erleben, dass uns das Leben nährt. Auf diese Weise des ‚Präsent-Seins' wird unser Vertrauen wachsen und unsere Ängste werden weniger.

Letztlich geht es also insbesondere darum, unsere Aufmerksamkeit auf das unmittelbare Erleben bei der Auswahl, Zubereitung und Aufnahme der Nahrung auszurichten.

Wenn wir unsere Aufmerksamkeit bei der Auswahl, der Zubereitung und der Zufuhr von Lebensmitteln auf jenes Erleben konzentrieren, das mit Gefühlen des Wohlseins verbunden ist, dann werden wir auch Wohlsein erfahren, denn Gleiches zieht Gleiches an. Das ist das Gesetz der Resonanz.

Affirmationen und Gebete sowie Danksagungen vor dem Essen können die gewünschte Wirkung des Wohlseins bekräftigen, da sie den Blick auf die Fülle richten, weg von dem Mangel und den damit verbundenen Ängsten.

In dem Moment, in dem wir uns verstärkt darauf konzentrieren, wie wir uns mit unserer Ernährungsweise ***fühlen*** wollen (Wohlsein oder Unwohlsein), statt uns an den theoretischen Vorgaben anderer zu orientieren, steuern wir unsere Erfahrungen bewusst selbst.

> Wenn wir von Vertrauen beseelt sind,
> nehmen wir die Macht
> des Erschaffens selbst in Anspruch.
> Wenn wir von Angst geleitet sind,
> geben wir die Macht
> des Erschaffens an jemand anderen ab.

Die folgende Übung stärkt Ihr Vertrauen in Ihre Schaffenskraft und ist besonders gut in Situationen, in denen Sie sich machtlos und handlungsunfähig fühlen.

Übung: **Die Dinge beim Namen nennen**

Nennen Sie für drei Minuten alle Dinge in Ihrer Umgebung laut bei deren Namen. Beispielsweise „Du bist mein Herd", „Du bist mein Kochtopf", „Du bist mein Stuhl", „Du bist mein Teller", „Du bist meine Gabel".
Die Übung erscheint auf den ersten Blick banal und vielleicht auch etwas merkwürdig. Wenn Sie die Übung jedoch konsequent für drei Minuten durchführen, werden Sie die große Kraft spüren, die darin liegt, Dinge beim Namen zu nennen.

Die Dinge beim Namen zu nennen hat eine große Kraft

6. Kapitel

Die Verbindung der 5 Prinzipien untereinander – der Nährungszyklus

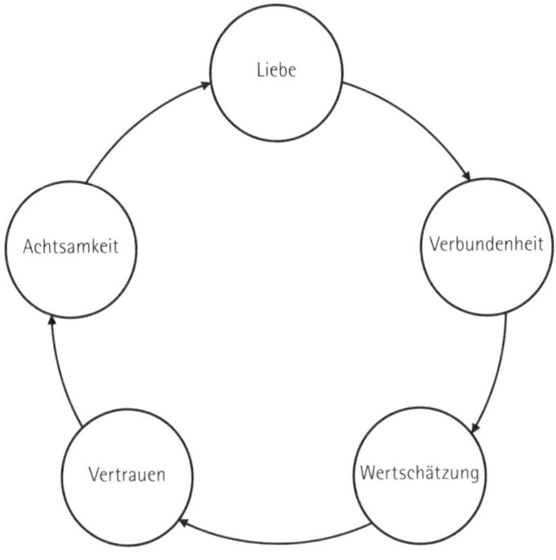

Abbildung: Nährungszyklus

Die folgenden Ausführungen zeigen auf, wie die fünf Prinzipien des Nährungszyklus – Liebe, Verbundenheit, Wertschätzung, Vertrauen, Achtsamkeit – miteinander in Wechselwirkung stehen und sich gegenseitig beeinflussen.

Dieses Modell stellt gleichsam ein Instrument dar, mit dem die Ursache eines disharmonischen Energieflusses, eines Unwohlseins analysiert werden kann. Es ist ebenfalls ein Werkzeug, mit dem die Maßnahmen erkannt werden können, die zur Wiederherstellung von Wohlsein dienlich sind.

Der Nährungszyklus[7] beschreibt, wie jedes einzelne Prinzip das jeweils im Zyklus nachfolgende Prinzip nährt. Auf diese nährende Weise sind alle Prinzipien miteinander verbunden und beeinflussen einander. Befindet sich dieser nährende Zyklus in einem harmonischen Energiefluss, dann werden alle Prinzipien umfassend gelebt. Einen solch harmonischen Energiefluss erleben wir als Wohlsein.

Ist dieser Nährungszyklus im Ungleichgewicht, beispielsweise durch einen extremen Mangel in einem Prinzip (Vertrauensmangel) bedingt, dann wird das nachfolgende Prinzip (Achtsamkeit) nicht ausreichend genährt und kann dadurch selbst geschwächt werden. Diese Zusammenhänge und Wirkmechanismen werden im Folgenden näher erläutert.

---

7 siehe Seite 15, 29, 41, 55, 77 und 87

Der Nährungszyklus im Gleichgewicht (Schöpfungszyklus des Wohlseins)

Achtsamkeit nährt Liebe.

Wenn wir beim Essen achtsam, im Hier und Jetzt sind, dann können wir die Liebe, die Weisheit unseres Herzens wahrnehmen.

Liebe nährt Verbundenheit.

Solange wir bei der Nahrungsaufnahme auf die Liebe zu uns und zu anderen ausgerichtet sind, wissen wir, dass das, was und wie wir essen, uns nährt. Es nährt gleichermaßen das Bewusstsein der Verbundenheit mit allem, das des Einsseins von allem und das Wissen der stetigen Wandlung aller Dinge. Das Spüren dieser Verbundenheit mit Menschen, Tieren und Pflanzen wird im Vorgang der Einverleibung besonders deutlich.

Verbundenheit nährt Wertschätzung.
Mit diesem Empfinden von Verbundenheit stellen sich ganz von selbst Wertschätzung und Dankbarkeit für die Nahrung und alles, was damit verbunden ist, ein. In dieser Wertschätzung erleben wir die Fülle, die uns in allem immerfort umgibt.

Wertschätzung nährt Vertrauen.
In diesem Erleben der Fülle wird unser Vertrauen gestärkt, immer ausreichend versorgt und vom Leben genährt zu sein.

Vertrauen nährt Achtsamkeit.
Im Vertrauen auf das Vorhandensein von allem, was wir brauchen, und darauf, dass wir vom Leben, der Nahrung, genährt werden, können wir gut in der Gegenwart, im Jetzt leben und entsprechend achtsam sein. Wir machen uns dann weder über ein vermeintlich ‚schlechtes' Ernährungsverhalten in der Vergangenheit Gedanken, noch werden wir von Ängsten vor den Folgen eines solch ‚schlechten' Verhaltens heimgesucht.

Der Nährungszyklus im Ungleichgewicht

Fehlendes Vertrauen nährt Achtsamkeit nicht.
Ohne dieses Vertrauen in die Nahrung werden wir in Angst vor ernährungsmitbedingten Erkrankungen wie beispielsweise Krebs leben. Unsere Gedanken werden um Zukünftiges, um die möglichen Konsequenzen einer mangelhaften Ernährung und die eines vermeintlichen Ernährungsfehlverhaltens kreisen. Auf diese Weise wird es uns jedoch kaum gelingen, mit den Sinnen achtsam genug zu sein, um wahrzunehmen, ob uns das Essen Wohlsein oder Unwohlsein bereitet.

Fehlende Achtsamkeit nährt Liebe nicht.
Ohne die entsprechende Achtsamkeit werden wir auch nicht die Liebe und Freude spüren, die uns in Form der Nahrung und deren Zubereitung entgegengebracht wird.

Mangel an Liebe nährt Verbundenheit nicht.
Wenn wir die Liebe, die uns durch die Schöpfung zuteil wird, nicht wahrnehmen, dann werden wir auch keine Verbundenheit mit Menschen und der Nahrung – Pflanzen und Tieren – empfinden.

Mangel an Verbundenheit nährt Wertschätzung nicht.
Ohne das Gefühl der Verbundenheit wird auch die Wertschätzung für die Nahrung, das Leben, nur gering sein. Folglich wird unser Blick auf den Mangel, auf das, was scheinbar fehlt, gerichtet sein.

Fehlende Wertschätzung nährt Vertrauen nicht.
Mit dem Fokus auf den Mangel werden wir die Fülle des Lebens nicht wahrnehmen, und statt im Vertrauen in die Nahrung zu leben, wird unser Verhalten von Angst dominiert.

Wenn ein Prinzip nicht ausreichend gelebt wird, im Mangel ist, wir beispielsweise einen Mangel an ***Vertrauen*** in die Nahrung haben, dann ist es sinnvoll, vor allem das vorangehende Prinzip – ***Wertschätzung*** – zu stärken. Das bedeutet, dieses Prinzip besonders umfassend zu leben, indem wir die Nahrung ausreichend wertschätzen und den Blick auf die Fülle ihrer Gaben für uns richten.

Darüber wird insbesondere auch das gestärkt, was bislang nur mangelhaft gelebt wurde, in diesem Beispiel ***Vertrauen***.

Der Nährungszyklus zeigt uns, was wir bei einem Ungleichgewicht, das sich in Unwohlsein äußert, tun können, was wir nähren müssen, um Wohlsein zu schaffen. Dabei kann es sich um unsere Ernährung, unsere Partnerschaft, unsere Arbeit oder andere Lebensbereiche handeln. Die Zusammenhänge und Wechselwirkungen, die anhand des Nährungszyklus beschrieben sind, gelten für alle Bereiche, da alle den gleichen Mechanismen und Wechselwirkungen unterliegen, nur die Inhalte sind verschieden.

So dient uns der Nährungszyklus dazu, in allen Lebensbereichen Liebe, Verbundenheit, Wertschätzung, Vertrauen und Achtsamkeit zu leben.

Weitere Bücher aus dem Verlag Via Nova:

Vom Übergewicht zum Gleichgewicht

Wie ich auf der Suche nach der Wahrheit 50 kg abnahm

Theresa Weißkircher

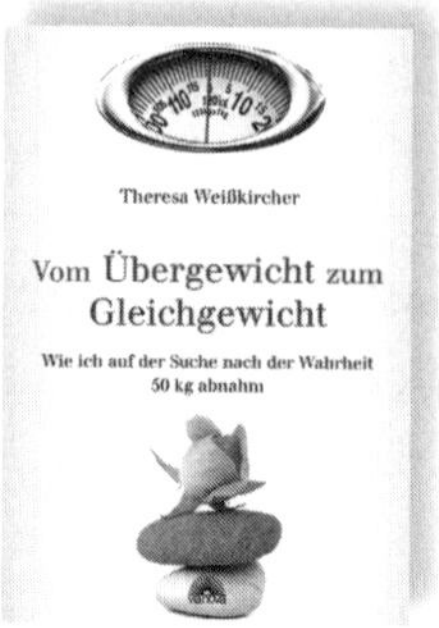

Paperback, 232 Seiten, ISBN 978-3-86616-144-3

Die Autorin Theresa Weißkircher beschreibt und erörtert in diesem Buch eigene Erfahrungen mit ihrem übergewichtigen Körper, ihre Auseinandersetzung mit sich selbst und ihren Lebensbedingungen, ihre Suche nach ihrem innersten Wesen, dem Urgrund des Seins. Indem sie sich von ihrer inneren Stimme, ihrer Intuition führen lässt, gelingt es ihr, in ein paar Monaten 50 kg abzunehmen, ihr seelisches und körperliches Gleichgewicht wiederzufinden und sich in Liebe und mit Freude dankbar anzunehmen. Ihr Erfolg macht allen Mut, die unter Gewichtsproblemen, besonders Übergewicht, leiden, ihr äußeres Erscheinungsbild in Einklang mit ihrem inneren Wesen zu bringen.

Bruder Karl kocht genial

Köstliches aus der Klosterküche

Karl Thier/Maria Köllner

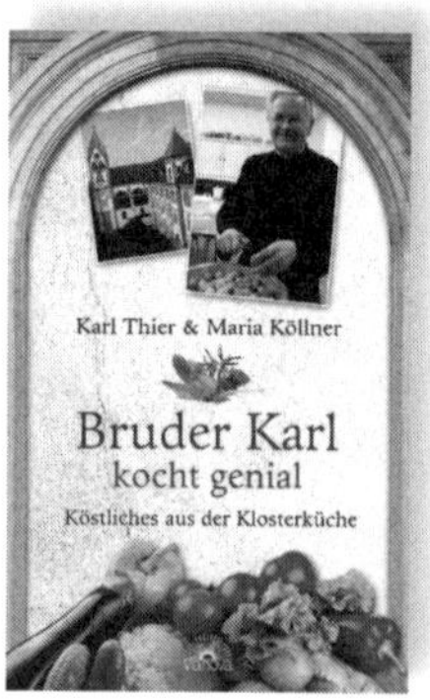

Hardcover, 168 Seiten, 60 vierfarbige Fotos,
ISBN 978-3-86616-152-8

Nach 50 Jahren im Orden verrät Bruder Karl als Meisterkoch jetzt erstmals einige seiner zahlreichen Rezepte. Die reichen Erfahrungen seiner jahrzehntelangen Tätigkeit als leitender Küchenchef des Bonifatiusklosters in Hünfeld haben ihren Niederschlag in diesem reich bebilderten, mehrfarbigen Kochbuch gefunden. Ob bürgerliche Kost oder vegetarische Speisen, ob Suppen, Salate, Hauptgerichte oder Desserts – fast alle Gerichte sind einfach zuzubereiten, leicht bekömmlich, gesund und sehr schmackhaft. Das Kochbuch beinhaltet zudem besondere Tipps des Küchenchefs und erzählt kleine Geschichten aus dem Klosterleben.

Hand und Fuß – Quellen der Heilung

2. Auflage

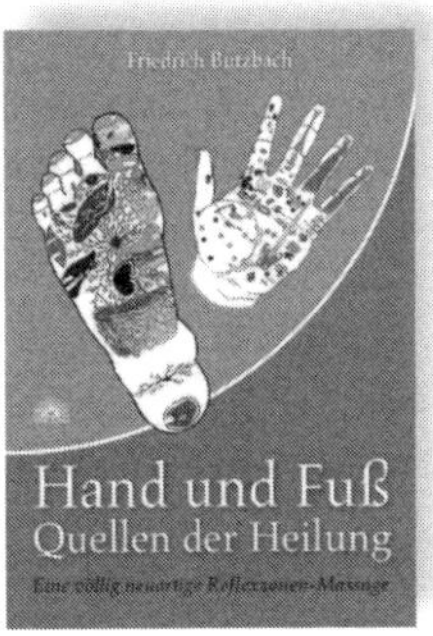

Eine völlig neuartige Reflexzonen-Massage

Friedrich Butzbach

Paperback, 192 Seiten, 70 Grafiken und Zeichnungen,
ISBN 978-3-86616-138-2

In einer über dreißigjährigen Praxis erwuchsen dem Autor neue Erkenntnisse der Fußreflexzonenmassage, besonders an den großen Zehen. Er fand hier über 40 Reflexpunkte der Hirnreflexe, über die schnellere und intensivere Reaktionen ablaufen. Dazu kommen noch rund 20 neu gefundene Reflexpunkte, die zum Beispiel den Augeninnendruck, Herpes und Gürtelrose, hohen Blutdruck, Herzbeschwerden, Asthma oder Zahnschmerzen sehr schnell und effektiv positiv beeinflussen. Die Massage eines von ihm gefundenen Reflexpunkts kann selbst sehr alte Schockerlebnisse aus dem Unterbewusstsein in das Bewusstsein bringen und die dadurch entstandenen Belastungen und Blockaden abbauen. Genaue Beschreibungen und viele Skizzen und Schaubilder machen nicht nur die Lokalisierung der Reflexpunkte und die Art der jeweils erforderlichen Massage klar, sondern sind vom Autor auch ausdrücklich als Möglichkeit zur Selbsthilfe für sich und vor allem zur Anwendung bei Kindern gedacht.

Heilung des Körpers durch den Geist

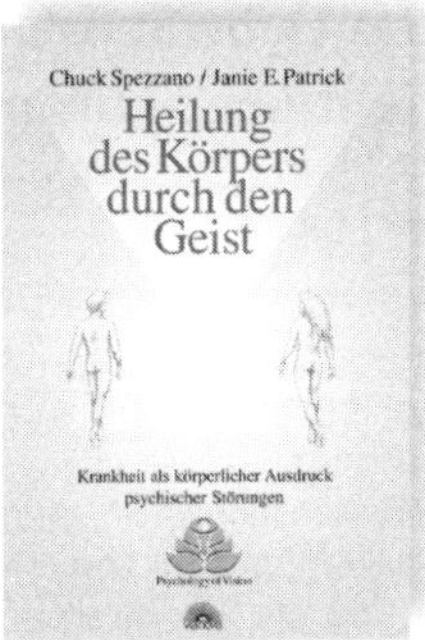

Krankheit als körperlicher Ausdruck psychischer Störungen

Chuck Spezzano/Janie E. Patrick

4. Auflage

Hardcover, 192 Seiten, 3 farbige Poster, ISBN 978-3-936486-01-8

Das Buch geht von der engen Verbindung und Wechselwirkung Körper – Geist/Seele aus und versteht den Körper als Spiegel der Seele. Wir projizieren unsere inneren Konflikte auf ihn und in ihn und verkörpern sie auf diese Art und Weise. Der Körper antwortet mit Symptomen, die wir als bildhaften Ausdruck und Sinn-Bild dessen verstehen können, was wir als Konflikte in unserem Innern vor uns selbst verleugnen, verbergen und verdrängen. Diesen Ansatz greifen die Autoren auf. Sie nehmen die körperlichen Symptome als Signale unseres Inneren, entschlüsseln und lesen sie. Sie nutzen dazu mehrere Ausgangspunkte wie die Funktion des betroffenen Körperteils oder Organs, seine Bezeichnung, Sprichwörter und Redewendungen usw. und fragen: Was will uns der Körper mit diesem Symptom, mit der Störung gerade an diesem Teil oder Organ sagen? Ist in diesem Punkt Klarheit gewonnen, so ist der Zeitpunkt gekommen, das seelische Problem zu lösen und wieder gesund zu werden.

Medizin für die Seele

Lebens- und Seelenkräfte im Alltag mobilisieren / Prof. Franz Decker

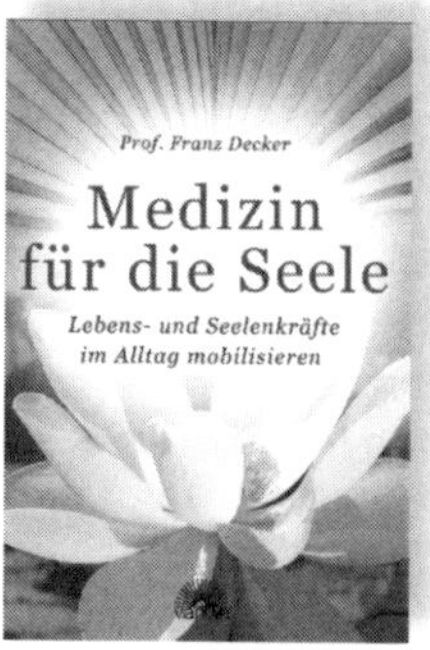

Paperback, 224 Seiten, 32 Grafiken, ISBN 978-3-86616-115-3

Für viele Menschen ist es heute sehr schwierig, den Herausforderungen des Alltags in unserer komplexen, schnelllebigen Welt gerecht zu werden, das eigene Leben selbstverantwortlich zu gestalten und sinnvoll und erfüllt zu leben. Prof. Franz Decker zeigt in seinem Buch diese Probleme auf, aber auch Möglichkeiten, die „Überlebenskräfte", die unerschöpflichen Kraftquellen der Seele und des Geistes, zu wecken und zu entwickeln, um in seelischem Gleichgewicht, mit Freude, Gelassenheit, Mut und Zuversicht das Leben zu bestehen. Das Buch erwuchs aus eigener Erfahrung und basiert auf den neuesten Erkenntnissen, dass durch eine entsprechende Neuorientierung und Seelenprogrammierung ein erfülltes und ausgeglichenes Leben möglich ist. Beispiele veranschaulichen und überzeugen. Es bietet sehr einprägsam ein Programm zur Förderung der Lebens- und Seelenkräfte im Alltag sowie Übungen zur Entspannung, Besinnung, Meditation, mentalen Lebensänderung und emotionalen Stabilisierung.des Arbeitsplatzes ausgelöst wurde. Dieses Buch wird zu einem Ratgeber, Lehrer und weisen Freund werden, der dem Leser jederzeit hilfreich zur Seite steht.

Das Geheimnis der richtigen Schwingung

2. Auflage

Anleitung für ein wunder-volles Leben
Jill Möbius

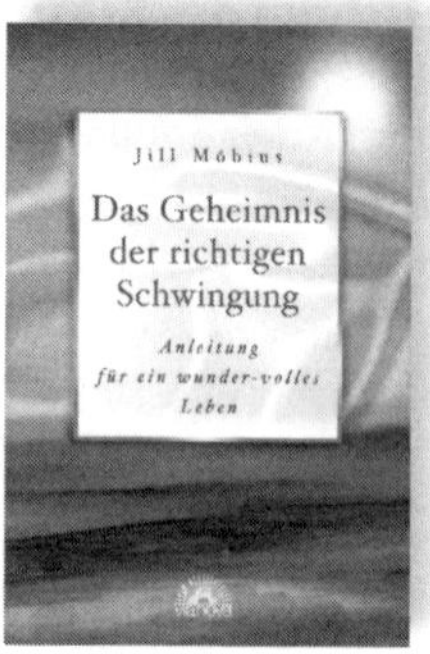

Hardcover, 232 Seiten, ISBN 978-3-86616-000-2

Alles, so die Autorin, ist eine Frage von Schwingung und Resonanz. Auf fundierte und leicht verständliche Weise vermittelt dieses Buch, wie das Resonanzprinzip als grundlegendes Gesetz unsere Realität, unseren Körper und unser Schicksal prägt – und wie wir dieses Wissen spielerisch nutzen können, um ein erfülltes und erfolgreiches Leben zu gestalten: Wie es wirkungsvoll gelingt, die Realität im Voraus so zu programmieren, dass sich Wünsche erfüllen und sogar Wunder möglich werden; wie man effektive, kraftvolle Wege der Selbstheilung nutzt, um Gesundheit, Jugendlichkeit und Vitalität zu steigern; wie man inneren Frieden findet und es schafft, in jeder Situation in sich selbst zu ruhen; wie man seine Schöpferkraft wirksam einsetzt, um eine friedvolle globale Zukunft mit zu erschaffen. Viele wirkungsvolle Übungen ermöglichen die direkte Umsetzung der Erkenntnisse im Alltag. Ein unterhaltsames, praxisnahes Handbuch zur Steigerung des Bewusstseins, der Lebensfreude und Lebensqualität.